indayi
edition

Krankheiten-Frühwarnsystem

Was können dir deine Haare, deine Haut, deine Zunge, dein Gesicht, deine Falten, deine Augen über mögliche Krankheiten psychische Störungen und Mangelerscheinungen sagen?

Wie zeigt dein Körper dir, dass

- deine Schilddrüse krank ist?
- du an Hashimoto erkrankt bist?
- du Diabetes, Krebs, AIDS hast?
- dein Fettstoffwechsel gestört ist?
- du Hormonstörungen hast?
- deine Leber krank ist?
- du an Vitamin- oder Nährstoffmangel leidest?
- du an Blutdruckstörungen leidest?

Wie erkennst du einen Mangel an essenziellen Fettsäuren?

Wie erkennst du einen Mangel an Proteinen?

Wie erkennst du Lebensmittelunverträglichkeiten und -allergien?

Das Handbuch, um Krankheiten schnell und schon im Frühstadium zu erkennen, um dann rasch handeln zu können!

Besuche uns im Internet:

www.indayi.de

indayi edition

Bibliografische Information der Deutschen Nationalbibliothek:

Die Deutsche Nationalbibliothek verzeichnet diese Publikation in der Deutschen Nationalbibliografie; detaillierte bibliografische Daten sind im Internet über http://dnb.d-nb.de abrufbar.

1. Auflage Januar 2019

Umschlaggestaltung, Satz und Lektorat: Birgit Pretzsch

Printed in Germany

ISBN-13: 978-3-947003-34-1

Dantse Dantse

KÖRPER-ALARM

Krankheiten früh erkennen, auch wenn du kein Arzt bist!

Band 1:

Wie zeigen deine Haare, deine Haut, deine Zunge, dein Gesicht, deine Falten, deine Augen woran du leidest, woran erkennst du Mangelerscheinungen und Lebensmittelunverträglichkeiten?

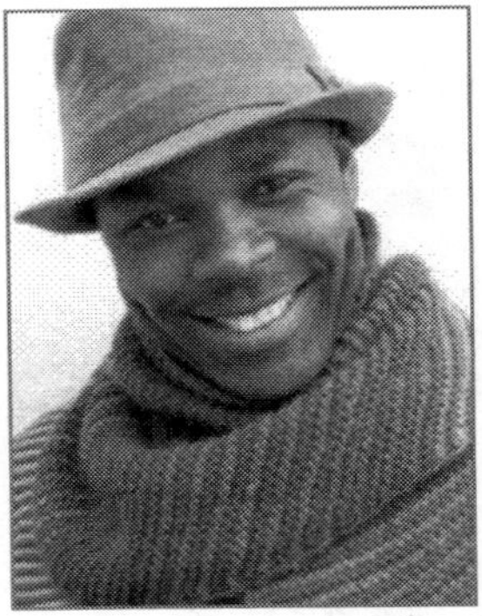

Über den Autor

Dantse Dantse ist gebürtiger Kameruner, hat in Deutschland studiert und lebt seit über 25 Jahren in Darmstadt. Er ist Vater von fünf Kindern, eine Art von Mensch, die man üblicherweise Lebenskünstler nennt. Unkonventionell, frei in seiner Person und in seiner Denkweise, unabhängig von Etabliertem, das er aber voll respektiert.

Als Kind lebte er mit insgesamt 25 Kindern zusammen. Sein Vater hatte drei amtlich verheiratete Frauen gleichzeitig, alle lebten in einer Anlage zusammen. Da bekommen Werte, wie Geben, Teilen, Gefühle, Liebe, Eifersucht, Geduld, Verständnis zeigen uvm. andere Akzente, als in einer sogenannten „normalen" Familie. Diese Kindheitserlebnisse, seine afrikanischen Wurzeln, der europäische Kultureinfluss auf ihn und seine jahrelangen Coachingerfahrungen lassen ihn manches anders sehen, anders handeln und anders sein, das hat etwas Erfrischendes.

Als erster Afrikaner, der einen in Deutschland einen Buchverlag, indayi edition, gegründet hat und als unkonventioneller Autor schreibt und veröffentlicht er gerne Bücher die seine interkulturellen Erfahrungen widerspiegeln, Bücher über Werte und über Themen, die die Gesellschaft nicht gerne anspricht und am liebsten unter den Teppich kehrt, die aber Millionen von Menschen betreffen, wie zum Beispiel Homosexualität in Afrika, weibliche Beschneidung, Sexualität, Organhandel, Rassismus, psychische Störungen, sexueller Missbrauch usw. Er schreibt und publiziert Bücher, die das Ziel haben, etwas zu erklären, zu verändern und zu verbessern – seien es seine Ratgeber, Sachbücher, Romane, Kinderbücher oder politischen Blog-Kommentare.

Inspiriert von seinen Erkenntnissen und Kenntnissen aus Afrika, die er in vielen Lehren gelernt hat, von seinen eigenen extremen Erfahrungen und Experimenten – wie z.B. der übertriebene Aufnahme von Zucker, um die Wirkung auf die Psyche zu untersuchen – von wissenschaftlichen Studien und Forschungen und von Erfahrungen aus anderen Teilen der Welt hilft er durch sein Coaching sehr erfolgreich Frauen, Männern und Kindern in den Bereichen Ernährung, Gesundheit, Karriere, Stress, Burnout, Spiritualität, Körper, Familie und Liebe. Mit Dantse Dantse meistert man sein Leben!

Sein unverwechselbarer Schreibstil, geprägt von seiner afrikanischen und französischen Muttersprache, ist sein Erkennungsmerkmal und wurde im Text erhalten und nur behutsam lektoriert.

Lies dieses Buch und verstehe deine KörperWARNsignale! So kannst du Krankheitszeichen früher erkennen, schnell deuten, rasch handeln und Schlimmeres verhindern!

Das große Handbuch der Symptome und Warnzeichen

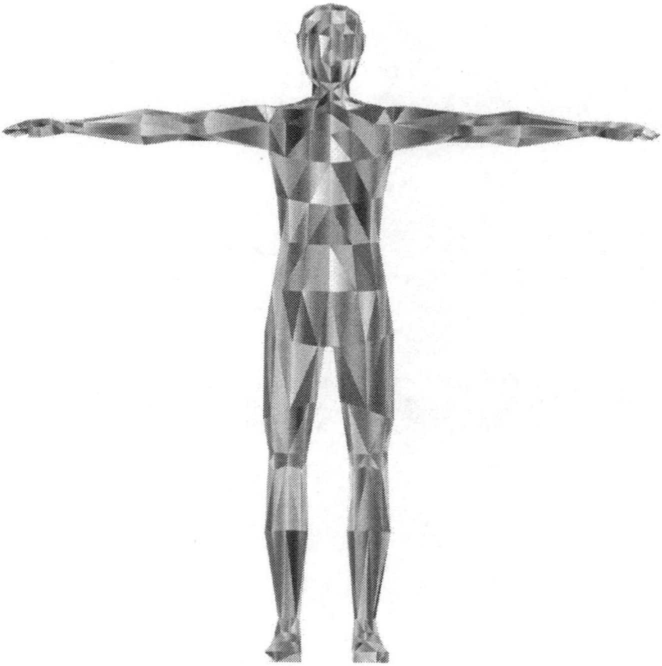

DantseLOGIK™
Meistere dein Leben

DantseLOGIK™
Meistere deine Beziehung

DantseLOGIK™
Meistere deine Familie

DantseLOGIK™
Meistere dein Gewicht

DantseLOGIK™
Meistere deine Gesundheit

DantseLOGIK™
Meistere deine Karriere

DantseLOGIK™
Meistere deine Kommunikation

DantseLOGIK™
Meistere deine Krise

DantseLOGIK™
Meistere deinen Stress

DantseLOGIK™
Meistere deine Männlichkeit

DantseLOGIK™
Meistere deine Weiblichkeit

Coaching, das wie Magie wirkt – das ist das Motto der

DantseLOGIK™
Meistere dein Leben

- DantseLOGIK. Logik, die Wunder wirkt.
- DantseLOGIK. Logik, die bewegt.
- DantseLOGIK. Logik, die glücklich macht.
- DantseLOGIK. Die Kraft zum Erfolg.
- DantseLOGIK. Heilt. Wirkt. Garantiert.

Erste Hilfe: Der Selbst-Diagnose-Ratgeber

Dieses Buch ist ein Quick-Diagnose-Instrument für jeden!

Auf der Hut und nie mehr krank sein:

Stärke dein Bauchgefühl und lerne deinen Körper besser kennen, um Krankheiten schnell und bereits im Frühstadium wahrzunehmen und dann rasch und effektiv handeln zu können.

Die beste Methode, gesund zu bleiben ist es, deinen Körper genau zu kennen, auf ihn zu hören und seine Signale richtig zu deuten. Denn dein Körper spricht mit dir, auch wenn du es nicht immer verstehst! Wenn er Hilfe braucht, meldet er sich und macht auf Probleme oder mögliche Folgen aufmerksam. Er sagt dir genau, was er braucht, was du vermeiden solltest, wo du aufpassen musst und wo es ihm richtig gutgeht. Mit kleinen, manchmal schwer wahrnehmbaren Zeichen macht er dich aufmerksam, wenn du dich stärker um ihn kümmern musst, um ein richtiges Erkranken zu vermeiden. Denn wenn man schon früh die Anzeichen einer Erkrankung erkennt, kann man rasch Gegenmaßnahmen ergreifen und so Schlimmeres verhindern.

In diesem ersten Band von „KÖRPERALARM" lernst du, diese Zeichen zu erkennen und zu entschlüsseln. Du erfährst, dass deine Haare oder das Aussehen deiner Haut dir bereits sehr viel über dein körperliches, aber auch seelisches Befinden sagen können. Du bekommst schon früh graue Haare? Vielleicht leidest du unter Übersäuerung, Zinkmangel oder Stress! Du hast trockene Haut? Vielleicht ist deine Darmflora nicht in Ordnung! Deine Haut ist schuppig? Du könntest unter einer Schilddrüsenunterfunktion leiden!

Mineralien, Vitamine und Spurenelemente sind wichtige Nährstoffe, die der Körper braucht, um gesund zu bleiben und alle seine Funktionen reibungslos und effizient ausführen zu können. Fehlt ihm etwas wird er es dir melden – du musst nur genau hinhören und hinschauen! Bist du oft müde und erschöpft? Dann fehlen dir vielleicht Vitamine der B-Reihe oder Vitamin D! Ein schwaches Immunsystem und eine schlechte Wundheilung können auf einen Mangel an essenziellen Fettsäuren hinweisen! Aber auch Lebensmittelunverträglichkeiten oder -allergien können zu Krankheitssymptomen führen. Wie du dies bei dir oder deinen Familienmitgliedern erkennst, lernst du im 3. Kapitel dieses Bandes.

Du findest in diesem Buch genaue und ausführliche Listen, die dir helfen, diese Anzeichen zu erkennen, zu verstehen, was dein Körper dir sagen möchte und ihm dann zu geben, was er braucht. Manchmal reicht eine Ernährungsumstellung, um ihm die Stoffe zu geben, die ihm fehlen, manchmal wirst du ärztlichen oder therapeutischen Rat suchen, um deine erste Diagnose-Vermutung bestätigen zu lassen und bei einer Erkrankung Gegenmaßnahmen ergreifen zu können.

Dadurch, dass du mit deiner erhöhten Aufmerksamkeit sehr schnell und sehr früh mögliche Störungen und Probleme erspürst, kannst du bereits im Frühstadium einer Krankheit gegen sie vorgehen und so Schlimmeres verhindern. Besonders bei gefährlichen Krankheiten wie Krebs, Leberstörungen, Herz-Kreislauf-Erkrankungen oder Fettstoffwechselstörungen ist ein frühes Gegensteuern der beste Garant für eine Genesung! Im zweiten Band der Reihe findest du die wichtigsten Kennzeichen, um die 20 häufigsten Krankheiten schnell und zielsicher zu erkennen.

Doch dein Körper weist dich nicht nur auf körperliche Krankheiten hin, auch bei seelischen und psychischen Problemen sendet er dir wichtige Signale, damit du handeln kannst. Der zweite Band dieser Reihe ist deswegen außerdem den wichtigsten psychischen Erkrankungen gewidmet, damit du auch Burnout, Depressionen, Narzissmus, Borderline oder andere Störungen (Angst, Zwang, Essen) frühzeitig bei dir – oder auch dir nahestehenden Menschen – erkennst und Hilfe suchen kannst.

Wie sich toxische Eltern auf deine Gesundheit auswirken erfährst du ebenfalls im zweiten Teil, ebenso wie die Alarmzeichen, die auf eine chemische Vergiftung deines Körpers hinweisen.

Für das komplette, umfangreiche Wissen steht dir der Sammelband zur Verfügung, der sämtliche Inhalte der beiden Teilbände umfasst.

Die Bücher dieser Reihe geben dir erste Hinweise. Keine der Symptome oder Signale deines Körpers weisen zwangsläufig auf eine bestimmte Krankheit hin. Aber die Signale sollen dich aufmerksam machen, genauer hinzuschauen und gegebenenfalls fachliche Hilfe in Anspruch zu nehmen. Scheue dich nicht, deinem Arzt oder deinem Therapeuten von deinen Vermutungen und deinen Beobachtungen zu berichten, sondern sei stolz darauf, dass du so ein feines Gespür für deinen Körper entwickelt hast und vertraue deinem Körper – denn er möchte, dass es dir gutgeht!

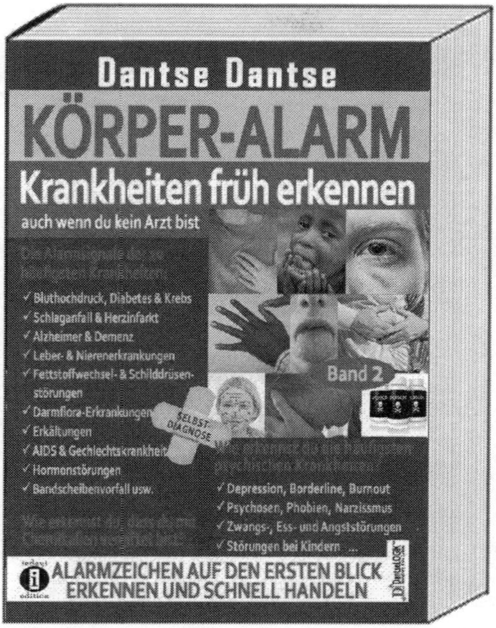
Dantse Dantse
KÖRPER-ALARM
Krankheiten früh erkennen
auch wenn du kein Arzt bist
✓ Bluthochdruck, Diabetes & Krebs
✓ Schlaganfall & Herzinfarkt
✓ Alzheimer & Demenz
✓ Leber- & Nierenerkrankungen
✓ Fettstoffwechsel- & Schilddrüsenstörungen
✓ Darmflora-Erkrankungen
✓ Erkältungen
✓ AIDS & Gechlechtskrankheit
✓ Hormonstörungen
✓ Bandscheibenvorfall usw.
Band 2
SELBST DIAGNOSE
✓ Depression, Borderline, Burnout
✓ Psychosen, Phobien, Narzissmus
✓ Zwangs-, Ess- und Angststörungen
✓ Störungen bei Kindern ...
ALARMZEICHEN AUF DEN ERSTEN BLICK
ERKENNEN UND SCHNELL HANDELN

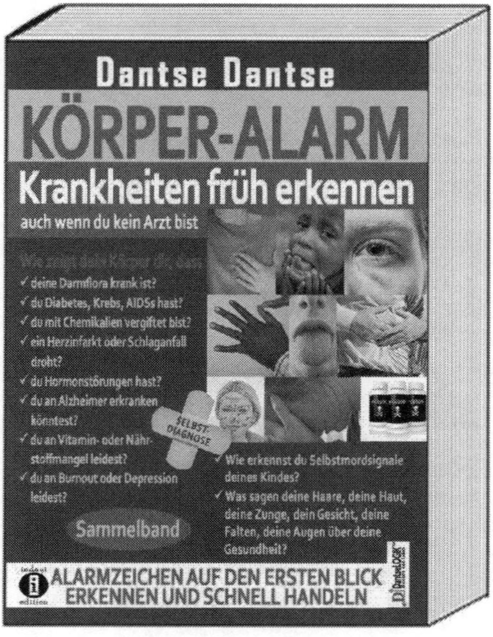
Dantse Dantse
KÖRPER-ALARM
Krankheiten früh erkennen
auch wenn du kein Arzt bist
✓ deine Darmflora krank ist?
✓ du Diabetes, Krebs, AIDSs hast?
✓ du mit Chemikalien vergiftet bist?
✓ ein Herzinfarkt oder Schlaganfall droht?
✓ du Hormonstörungen hast?
✓ du an Alzheimer erkranken könntest?
✓ du an Vitamin- oder Nährstoffmangel leidest?
✓ du an Burnout oder Depression leidest?
SELBST DIAGNOSE
✓ Wie erkennst du Selbstmordsignale deines Kindes?
✓ Was sagen deine Haare, deine Haut, deine Zunge, dein Gesicht, deine Falten, deine Augen über deine Gesundheit?
Sammelband
ALARMZEICHEN AUF DEN ERSTEN BLICK
ERKENNEN UND SCHNELL HANDELN

Darum tut dir dieses Buch gut

Smart Coaching light für jeden

„Smart Coaching, Coaching Light“ ist eine Buchreihe zur Selbsterkenntnis und ersten Selbsthilfemaßnahme. Die Spionagebände helfen dir, Situationen schnell zu erkennen, die „Smart Coaching – Lösungen“ helfen dir, die erkannten Probleme sofort zu lösen.

Ich arbeite seit Jahren an diesen Büchern:

Zuerst wollte ich nur für mich selbst meine Kenntnisse und Erfahrungen aus meiner Naturlehre aus Afrika testen und vertiefen. Irgendwann habe ich dann durch meine Tätigkeit als Coach, in der ich viele Menschen beraten darf, das Gebiet erweitert und entschied mich dafür, meine Erfahrungen in einem Buch zu präsentieren, um mehr Menschen gleichzeitig helfen zu können.

Nur anhand von bestimmten Anzeichen kannst du Situationen genau und richtig einschätzen.

Nicht alle Anzeichen müssen vorliegen, damit du eine Situation erkennen kannst. Allgemein kann gesagt werden, dass bei mindestens fünf zutreffenden Punkten die Chance groß ist, dass du eine Situation richtig erkannt hast. In diesem Fall lohnt es sich, noch genauer hinzuschauen.

Die Fragestellung: „Wie erkennst du, dass du depressiv bist?"

könnte auch so verstanden werden: „Wie erkennst du, dass er/sie depressiv ist?"

Folglich hilft dieses Quick Erkennungscoaching nicht nur, deine eigene Situation oder mögliche Erkrankung zu erkennen, sondern auch die von anderen (Partner, Kinder, Freunde, Eltern, Kollegen).

Dieses Buch dient nur zur allgemeinen Orientierung und allgemeiner Informationen und ersetzt keine fachliche ärztliche Hilfe. Nutze diese Erkenntnisse aus dem Buch, um ein Gespräch mit deinem Arzt, Heilpraktiker oder Therapeuten zu suchen.

Ich wünsche dir eine gute Lektüre und hoffe auf eine lebendige Diskussion und auf Kommentare auf www.dantse-dantse.com, www.indayi.com

Zuschriften oder Fragen/Bestellungen per Mail an leser@dantse-dantse.com oder info@indayi.de

Meine Quellen

Meine Quellen sind vielseitig.

a- Ich wollte mein Coachingbuch schreiben, wie ich auch coache, nämlich praktisch, pragmatisch und ganzheitlich. In und aus Afrika habe ich viel über die Natur und ihre Wirkung auf die Physiologie des Menschen gelernt. Ich habe gelernt, dass Menschen nicht in Teile zerlegt werden können, um geheilt zu werden. Man muss alles als Ganzes betrachten. Durch diese Lehre der Natur habe ich begriffen, dass nichts Zufall ist. Alles hängt irgendwie zusammen und der Mensch ist wie ein Spiegel. Er ist durchschaubar. Alles, was der Mensch macht und erlebt, wird in ihm gespeichert und wird Teil seines Wesens. All das beeinflusst unser Verhalten, unsere Handlungen und unsere Denkweise, die sich in unserer Körpersprache ausdrückt. Diese sehr praktische Lehre aus Afrika, zusammen mit Kenntnissen und Erfahrungen aus Europa, sind die Hauptquellen meiner Erkenntnisse, die ich über das Coaching vermittle.

b- Über das Coaching habe ich die Chance bekommen, noch viel mehr zu lernen, meine Kenntnisse zu erweitern und sehr praktisch zu werden. Ich habe Menschen unterschiedlichen Alters und sozialer Herkunft betreut. Diese Erfahrung war und ist sehr wichtig, um mehr Details zu sehen und den Menschen noch viel besser verstehen zu können. Das Coaching ist in diesem Sinne auch eine ständige Umfrage und das Sammeln von Meinungen.

c- Über ständige Umfragen aller Art und durch direkte Gespräche mit Menschen, sei es im Netz oder auf der Straße, habe ich immer aktuelle und lebhafte Erfahrungen mit Menschen machen können, die ich nie in meinem Coaching gehabt hätte. Dies sind meist Menschen, die selbst betroffen sind, weswegen ihre Meinungen und Erfahrungen zu den besten verfügbaren Quellen gehören, besser noch als Daten aus der Wissenschaft, die oft sehr schulmäßig vorgeht und nicht immer kleinere Details und Unterschiedlichkeiten im Wesen berücksichtigt. Ich habe die wissenschaftliche Seite stets berücksichtigt, um Themen abzurunden, aber über 95% der Erkenntnisse in diesem Buch stammen aus eigenen menschlichen Erfahrungen.

ACHTUNG

Das Auftreten einzelner sogenannter Alarmzeichen muss kein Hinweis darauf sein, dass eindeutig eine bestimmte Krankheit vorliegt! Wenn du aber den Verdacht hast, dann solltest du dir fachlichen Rat suchen.

Dieses Buch enthält nur allgemeine und hilfreiche Hinweise sowie eine erste Selbstdiagnosehilfe. Für endgültige Diagnosen bedarf es der Meinungen von Fachleuten.

Einführung

Der Körper sendet immer Warnzeichen, wenn etwas nicht in Ordnung ist

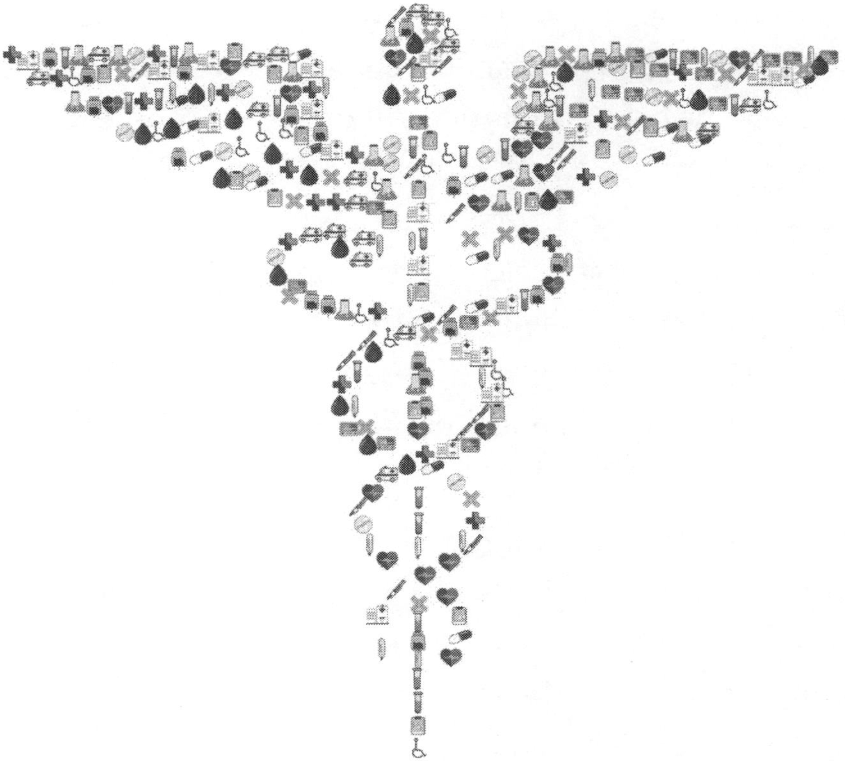

Vor ca. sieben Jahren las ich in einer Zeitung „Plötzlich Salat-Fan? Das kann ein Zeichen für Krebs sein", und fragte mich, warum? Es ging um das Buch des britischen Autors Jim Campbell: „The Body Language of Health". In diesem Buch erzählt er vom Fall eines Gerichtsmediziners, dessen Frau Elsie zum Arzt ging, weil sie plötzlich große Lust hatte Salat zu essen. Bei den Untersuchungen wurde bei der Frau Krebs festgestellt. Nach der Operation war die Lust auf Salat spontan wieder fast komplett verschwunden. Der Gerichtsmediziner fragte sich, warum und recherchierte. Dabei stellte er fest, dass Salat eine chemische Verbindung enthält, die die Vermehrung gefährlicher Krebszellen verlangsamt. Campbell sagte der britischen Zeitung „Daily Mail": „Es scheint fast so, als hätte Elsies Körper instinktiv gewusst, welche Nahrungsmittel gegen Krebs helfen." Das bedeutet, man hätte dieses plötzlich auftretende große Verlangen nach Salat als Hinweis dafür sehen können, dass die Frau vielleicht an Krebs erkrankt ist.

Eine Klientin kam zu mir, weil sie oft spontan große Lust auf Weißmehl hatte. Die Lust war so groß, dass sie pures Weißmehl mit Wasser mischte und die Mischung trank. Ich erkannte sofort, dass sie an starken, unentdeckten bzw. unterdrückten Depressionen und psychischen Störungen (Borderline) litt. Ärztliche Untersuchungen bestätigten diese Vermutung.

Diese Geschichten sind zwei von Millionen anderen, die es in allen Kulturen der Welt gibt, die bestätigen, dass der Körper immer Signale sendet, wenn etwas nicht in Ordnung ist, wenn der Körper aus seinem Gleichgewicht entgleist. Wenn man diese Signale frühzeitig erkennt, kann man schnell handeln und so am besten für seine Gesundheit sorgen.

Viele Krankheiten lassen sich schnell erkennen, wenn man richtig und genau auf den Patienten schaut. Die große afrikanische und auch asiatische Tradition der Heilkunde setzt diese Art der Diagnose sehr häufig ein. Menschen kann so schnell geholfen werden, bevor die Krankheit richtig ausbricht. Auch die Schulmedizin bedient sich dieser Wissenschaft immer häufiger. Jeder kann es auch selbst tun und sich orientieren. Denn Warnzeichen gibt uns der Körper immer. Man muss sie nur interpretieren können. Unser Körper spricht immer, auch wenn wir nicht reden, nicht lachen, nicht schreien, auch wenn wir keine Schmerzen spüren.

Aus vielen Studien, Publikationen, Fachmagazinen und der afrikanischen Heilkunde habe ich ein Buch erstellt, das in keinem Haushalt fehlen sollte. Diese kleinen schnellen Erkenntnisse haben mir persönlich oft geholfen. Ich glaube, die Gründe, warum ich kaum krank bin, liegen nicht nur in meiner Ernährungsart, sondern auch darin, dass ich Zeichen für eine Erkrankung sehr früh erkenne und frühzeitig Gegenmaßnahmen ergreife.

Ab jetzt kannst du das auch!

Diese Hinweise ersetzen den Arztbesuch nicht!

1.

Frühwarnzeichen-Boten:

Was diese Zeichen über unsere Gesundheit sagen

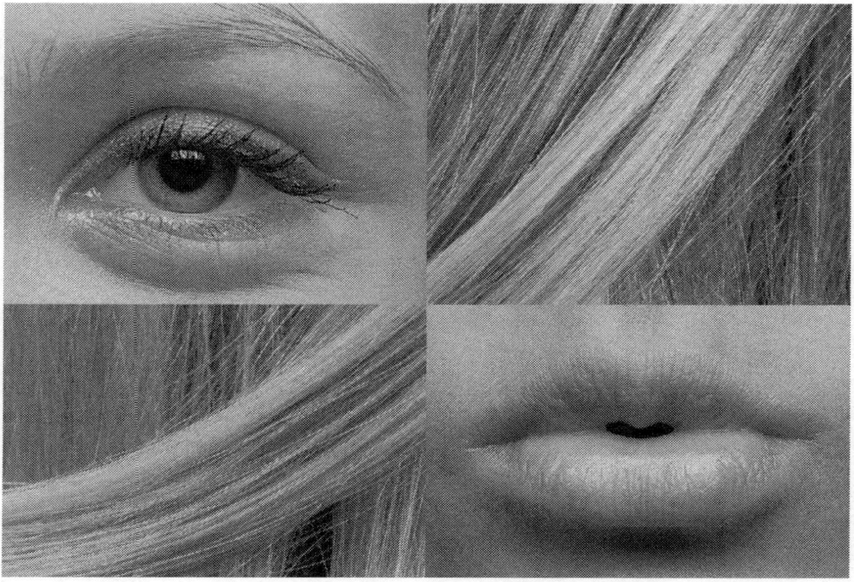

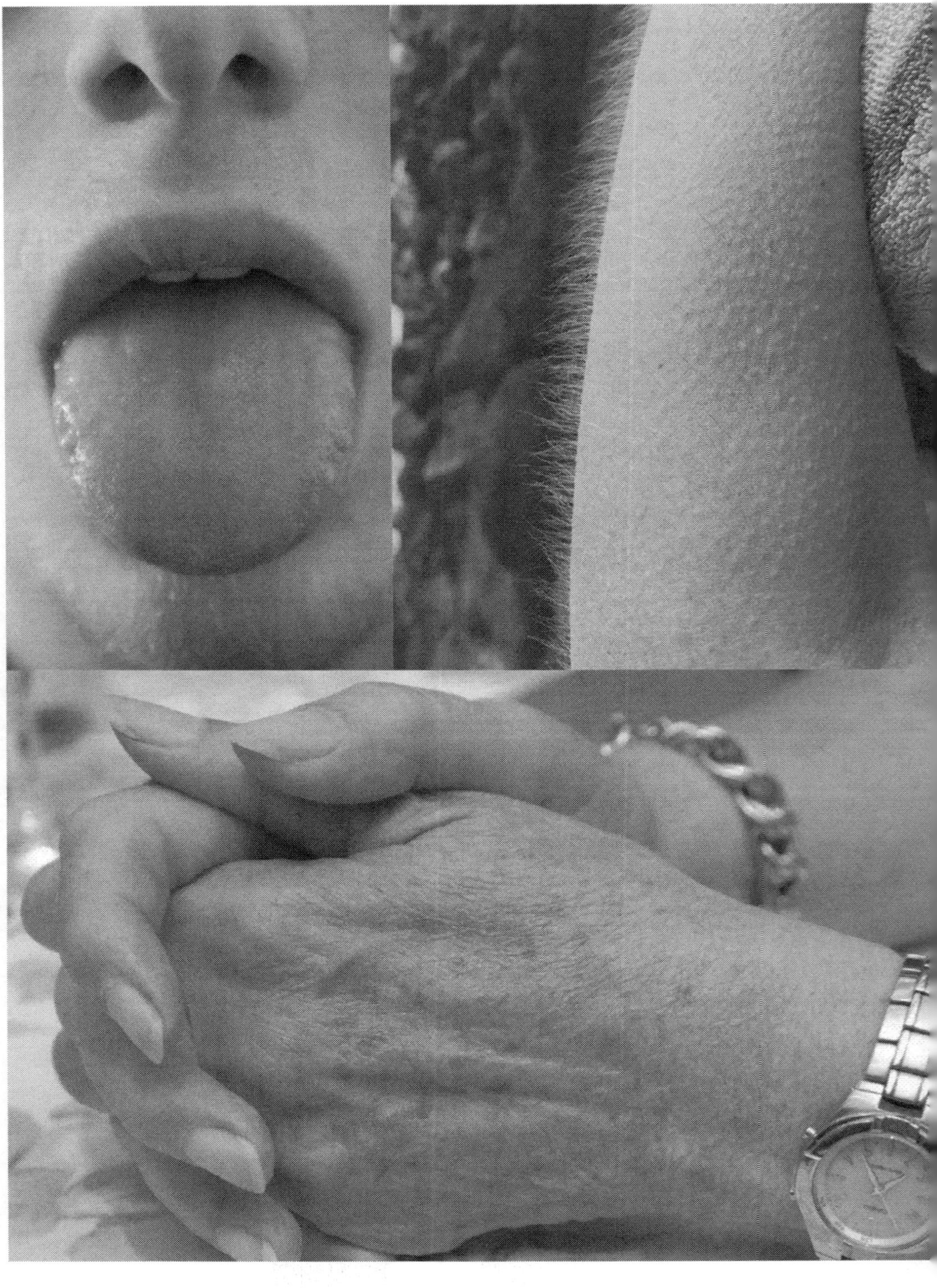

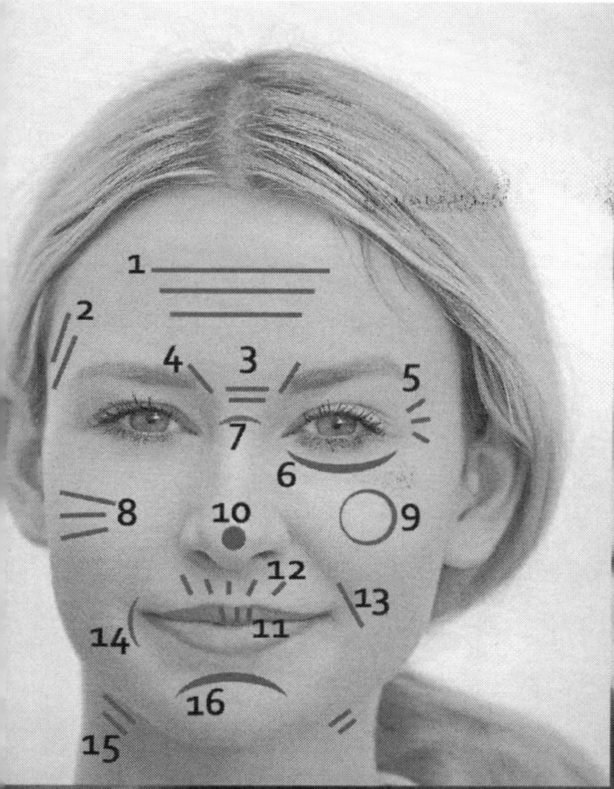
1
2
3
4
5
6
7
8
9
10
11
12
13
14
15
16

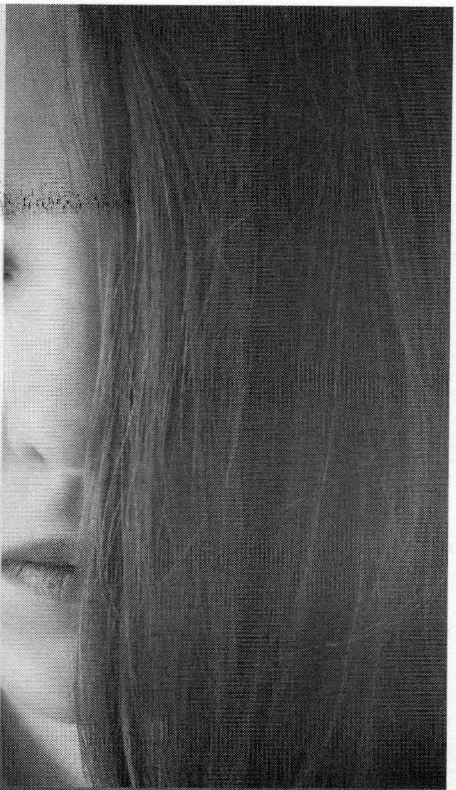

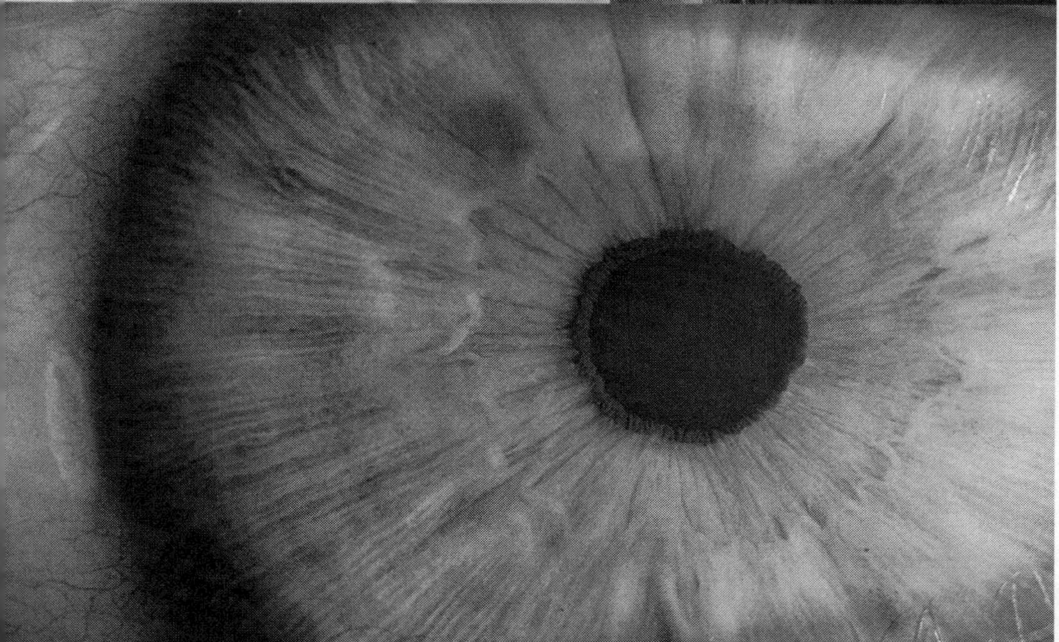

1.1. Haare: Haarform, Haarausfall, Haarfarbe – das könnte dahinterstecken

Diese Krankheiten könnten hinter folgenden Zeichen stecken:

Vorzeitiges Ergrauen, graue Haare in jungen Jahren

- Übersäuerung des Körpers
- Zu viel Verzehr von Milchprodukten
- Schilddrüsenstörungen
- Stress
- Mineralstoffmangel (Zinkmangel)
- Pigmentierungsstörung, Entmineralisierung des Haarbodens
- Hormonstörungen
- Stress, Depression, Angst, Sorge und andere psychische Krankheiten
- Wasserstoffperoxid

Haarausfall

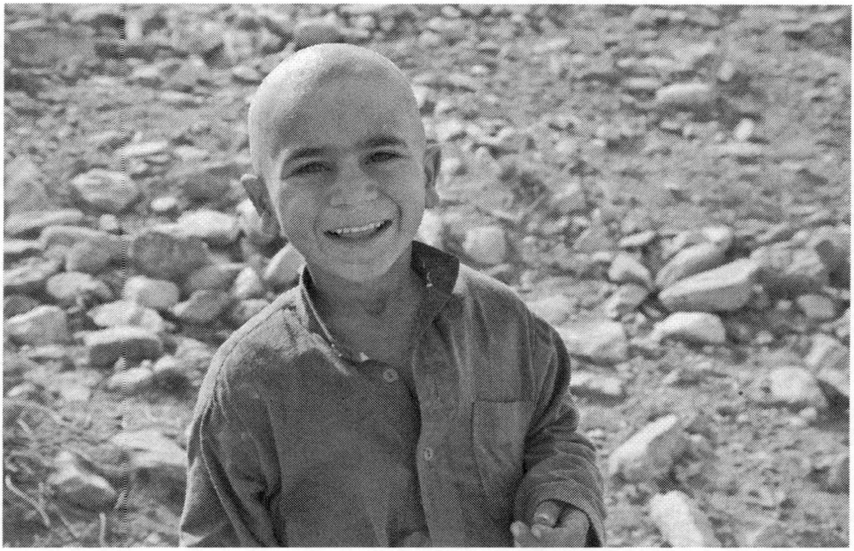

- Autoimmunreaktionen aufgrund einer Schilddrüsenfunktionsstörung, Schilddrüsenüberfunktion
- Übersäuerter Haarboden
- Zu viel Verzehr von Milchprodukten
- Biotin (Vitamin B 7)-Mangel
- Infektionen
- Medikamente
- Eisenmangel
- Diabetes
- Geschlechtskrankheiten

- Übermäßiger Alkohol- sowie Tabakkonsum
- Chemotherapie
- Leberzirrhose
- Syphilis
- Hormonstörungen
- Stress
- Depression, Schizophrenie oder andere psychische Krankheiten
- Angst, Sorge
- Kranke Darmflora

Sprödes, brüchiges Haar

- Autoimmunreaktion aufgrund einer Schilddrüsenfunktionsstörung, Schilddrüsenüberfunktion

Spärliche, kurze und dünne Augenbrauen

- (Sexuelle) hormonelle Insuffizienz
- Testosteronmangel

Verlust der Achsel- und Schambehaarung

- Schwere Lebererkrankungen

1.2. Haut: Ausschläge, Farbe der Haut, Lippen – das könnte dahinterstecken

Diese Krankheiten könnten hinter folgenden Zeichen stecken:

Gelbliche Haut

- Gelbsucht (bei weißen bzw. hellhäutigen Menschen)
- Lebererkrankungen

Violette bis leicht bläuliche Haut oder Lippen: Zyanose

- Schwere Herzerkrankungen, Herzschwäche, Herzfehler
- Blutarmut
- Lungenerkrankungen
- Kreislaufprobleme
- Zu wenig Sauerstoff im Blut

Mehrere farbige (rosa, rot, dunkelrot usw.) Formen auf der Haut

- Arzneimittelallergie, Infektionen

Rote Flecken? Rote Ausschläge auf der Haut

- Zinkmangel

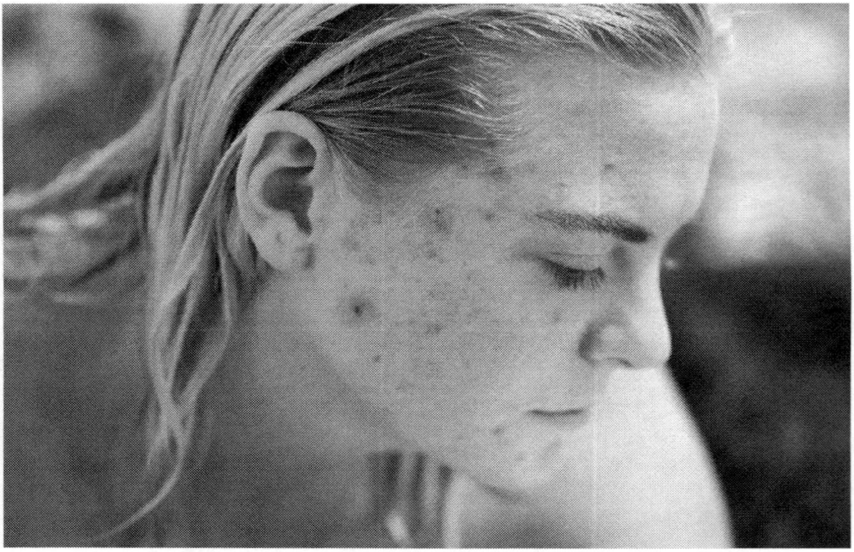

Rote, erhobene, juckende Stellen auf der Haut von Kindern

- Windpocken

Sehr dunkle und trockene Haut

- Mangel an Omega-3-Fettsäuren

Schnell auftretende blaue Flecken, auch bei kleinstem Druck

- Schilddrüsenerkrankungen
- Lebererkrankungen

Bronzefarbene Haut

- Nierenerkrankungen

Ein grauweißer Ring um die Hornhaut bei jungen Menschen

- erblich bedingte Fettstoffwechselstörung

kleine Hautknoten

- Fettstoffwechselstörung

Blasse Haut

- Durchblutungsstörungen, Verringerung der Durchblutung der Haut

- Verengung der kleinen Arterien
- Blutarmut (Anämie)
- Kreislaufprobleme
- Koronare Herzkrankheit
- Plötzlicher Blutdruckabfall
- Magengeschwür
- Rauchen
- Erschrecken
- Eisenmangel
- Folsäuremangel
- Vitamin-B 12-Mangel

Schuppige Haut

- Schilddrüsenunterfunktion
- Vitamin-B 7-Mangel
- Mangel an essenziellen Fettsäuren (Omega-6 und Omega-3-Fettsäuren)

Massive Ausschläge, Hautrötungen

- Infektionen
- Pilzvergiftung

- Blutgefäßerkrankungen
- Neurodermitis
- Ekzeme
- Nesselsucht
- Borreliose
- Milzbrand
- Hautkrebs
- Röteln (gepunkteter, rötlicher Hautausschlag)
- Masern
- Scharlach
- Windpocken
- Dreitagefieber
- Allergische Reaktionen
- Syphilis
- Medikamente: Antibiotika, Schmerzmittel, Medikamente gegen Epilepsie
- HIV
- Muskelentzündung

Juckende Haut

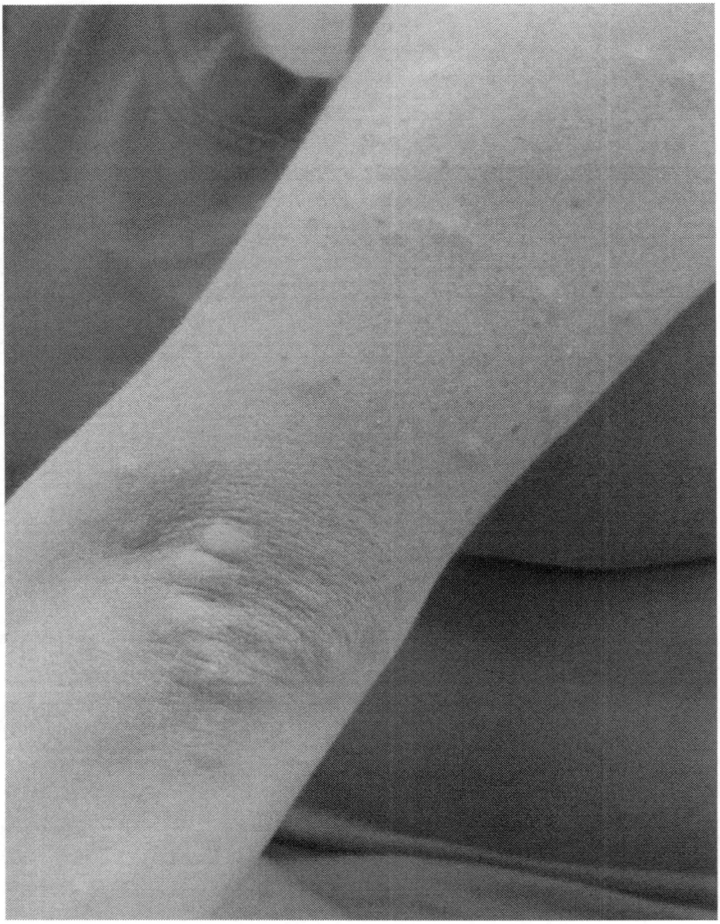

- Sonnenallergie
- Tierische Parasiten
- Nesselsucht
- Pilzinfektionen (Mykose)

- Depressionen
- Manchmal können auch Lebererkrankungen, Krebserkrankungen oder Nierenerkrankungen dahinterstecken
- Neurodermitis und Schuppenflechte

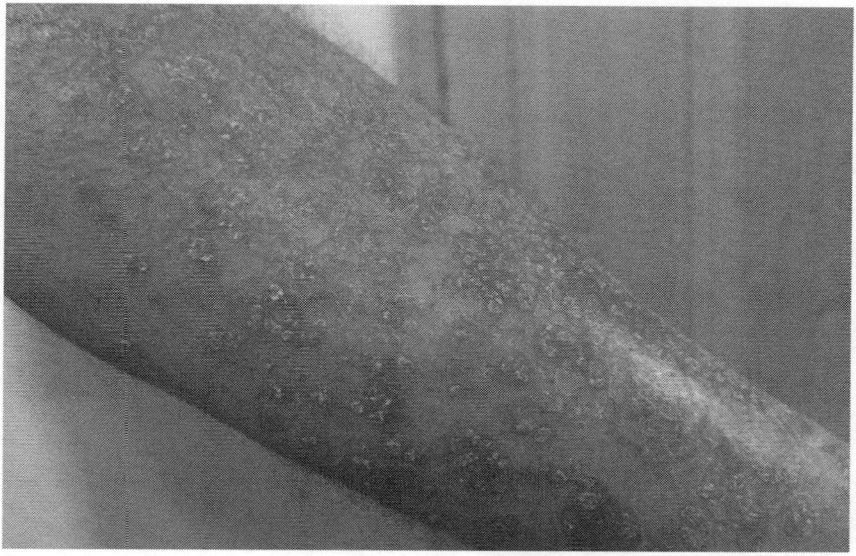

Ein juckender After

- Hämorrhoiden
- Analfissur

Juckende Kopfhaut

- Läuse
- Spulwürmer

Eingerissene Mundwinkel, Lippen

- Eisenmangel
- Mangel an Vitaminen der B Gruppe, besonders B2, B3, B12
- Hefepilz- oder Herpesinfektion
- Bakterielle Infektion
- Kranke Darmflora

Entzündungen der Mundschleimhaut

- Autoimmunerkrankungen wie Multiple Sklerose, Allergien, Rheuma
- Darmerkrankungen

gerötete Handinnenflächen

- Lebererkrankung

Lebersternchen

- Leberschädigung

Verstärkte Venenzeichnung auf dem Bauch

- Leberschädigung

Häufig gerötete Nasenspitze

- Überlastetes Herz
- Blutdruckstörung

Kleine Knötchen am Ohrläppchen, die schmerzen

- Gicht

Eingefallene Wangen

- Magenstörungen
- Bauchspeicheldrüsenprobleme

Gänsehaut an den Oberarmen

- Mangel an essenziellen Fettsäuren (Omega-6 und Omega-3-Fettsäuren)

Akne oder Neurodermitis

- Darmerkrankungen

Trockene, stumpfe Haut

- Darmflora-Erkrankungen

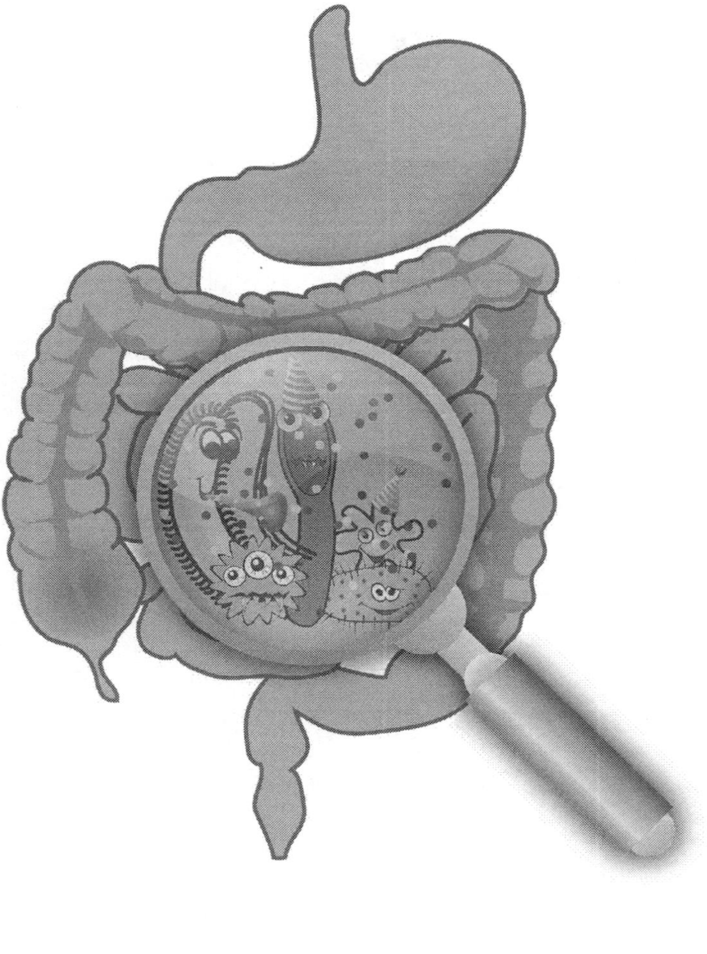

1.3. Gesicht und Mund: Falten, Linien – das könnte dahinterstecken

Wir haben alle Linien, Falten, Flecken. Das ist eine absolut natürliche Sache, mit der jeder, ohne Ausnahme, konfrontiert wird. Je älter wir werden, desto mehr Falten entstehen. Aber viele Menschen wissen nicht, dass diese Falten nicht nur mit dem Alter zu tun haben.

Dein Gesicht kann dir sehr wichtige Dinge über deine Gesundheit sagen, sowohl über deine geistige Gesundheit als auch über die deines Körpers!

Tatsächlich weit entfernt von „Unvollkommenheiten" und Alter können diese Gesichtslinien und Falten auf deinem Gesicht durch ihre Intensität, Anzahl, Form, Deutlichkeit und ihren Zusammenhang einiges über dich, dein Verhalten, deine Persönlichkeit, deine sexuelle Orientierung, deine Sexualität, deine Gesundheit erzählen.

Das bedeutet, auch wenn Falten altersbedingt sind, können sie dennoch verraten, wie wir alt geworden sind, denn Falten sind nicht gleich Falten. Menschen altern unterschiedlich. Menschen haben nicht immer die gleichen Falten und Linien. Manchen Falten fehlen bei dem einen, manchen Linien sind betonter bei anderen und das ist kein Zufall. Denn die Falten erzählen unsere Geschichte. Zum Beispiel haben fast alle Menschen im Alter Falten auf der Stirn, aber deren Form und Länge und ihre Verbreitung verraten uns viel über die gealterte Person.

Manche Falten haben bei Männern und Frauen eine unterschiedliche Bedeutung.

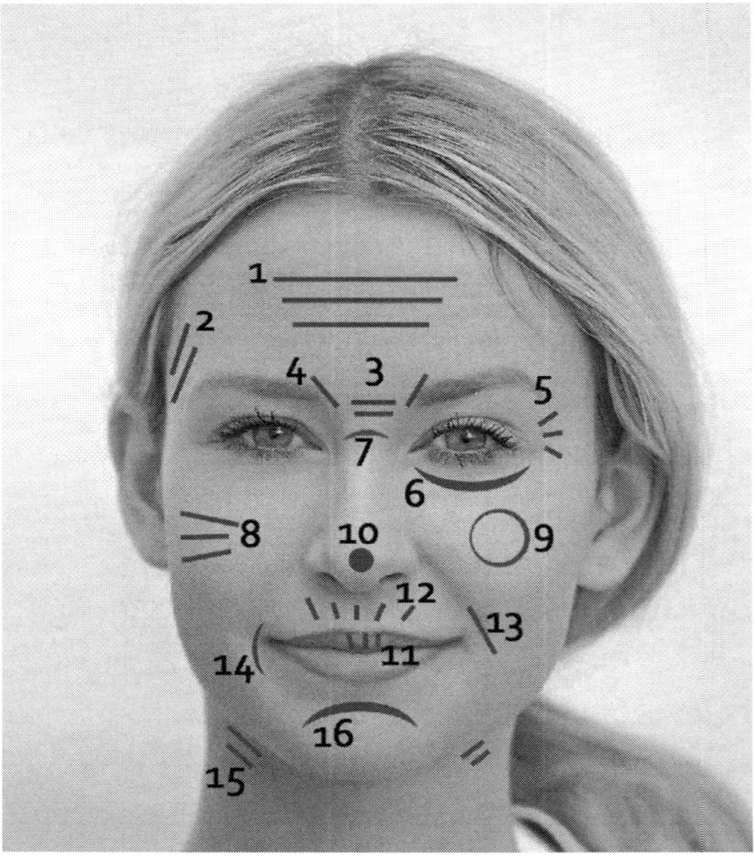

Das könnte hinter folgenden Falten stecken, wenn sie nicht aufgrund des Alters erscheinen oder im Alter verstärkt sind:

1 - Betonte und viele horizontale Linien auf der Stirn (mehr als zwei Linien)

- Regelmäßiger Stress und Druck
- Ständige Angst- und Unsicherheitsgefühle
- Kontrollsucht
- Regelmäßige depressive Stimmung
- Negative Lebenseinstellung und negatives Denken (zu viel grübeln, sich Sorgen und Gedanken machen)
- Seelisches Leiden und seelischer Druck
- Narzisstische Züge, Egozentrik
- Unglücks- und Unzufriedenheitsgefühle
- Innerlicher Widerstand und Blockaden
- Zorngefühle, schnell gereizt, schnell aggressiv
- Blasenstörungen
- Darmstörungen
- Stoffwechselstörungen

- Sexuelle Frustration (wenig Sex, unbefriedigte Libido), Potenzstörungen
- Häufige Magen-Darm-Beschwerden aufgrund schlechter Ernährung (viele Milchprodukte, viel Weißmehl, viel schlechtes Fett...)
- Viel Testosteron, besonders bei Frauen

Zwei Falten

- Positiv denkende Menschen
- Psychisch stabil
- Selbstbewusst

Horizontale Linien auf der Stirn bei jungen Menschen

- Übermäßiger Konsum von Zucker, Milchprodukten und tierischen Fetten

2 - Diagonale Linie über der rechten Augenbraue, einseitige, steile Falten auf der Stirn

- Bluthochdruck
- Angstgefühle
- Zorngefühle

- Migräne
- Leberfunktionsstörungen
- Wirbelsäulen-Beschwerde
- Lebererkrankung

3 - Zwei horizontale Linien zwischen den Augenbrauen, doppelte Falte zwischen den Augenbrauen

- Regelmäßig chronische Kopfschmerzen & Migräne
- Verminderte Libido
- Leberschwäche
- Frust

4 - Diagonale Falten/Linien am inneren Ende oder über den Augenbrauen

- Erkrankung der Milz

5 - Krähenfüße, ohne zu lachen oder ohne herrliches offenes Lachen

- Probleme mit der Leber
- Gallenprobleme
- Augenprobleme

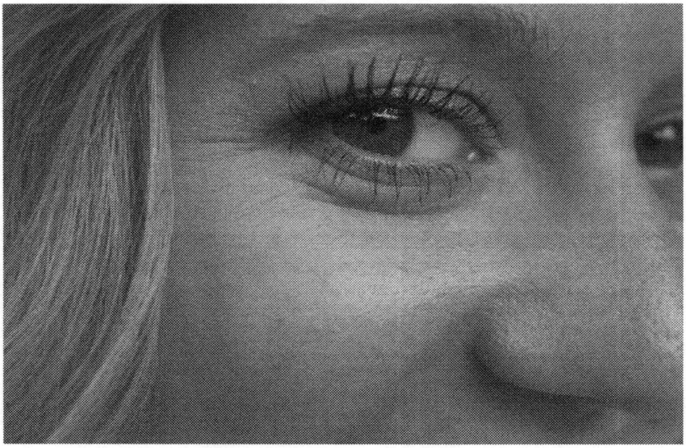

6 - Blässe am inneren Unterlid

- Blutarmut

7 - Eine Linie auf der Nasenbrücke (markante Falten knapp oberhalb der Nasenbrücke)

- Allergien
- Verminderte Libido

Eine tiefe Querlinie auf der Nasenwurzel

- Schilddrüsenunterfunktion

8 - Falten auf den Wangen

- Herzprobleme
- Zu viel Stress

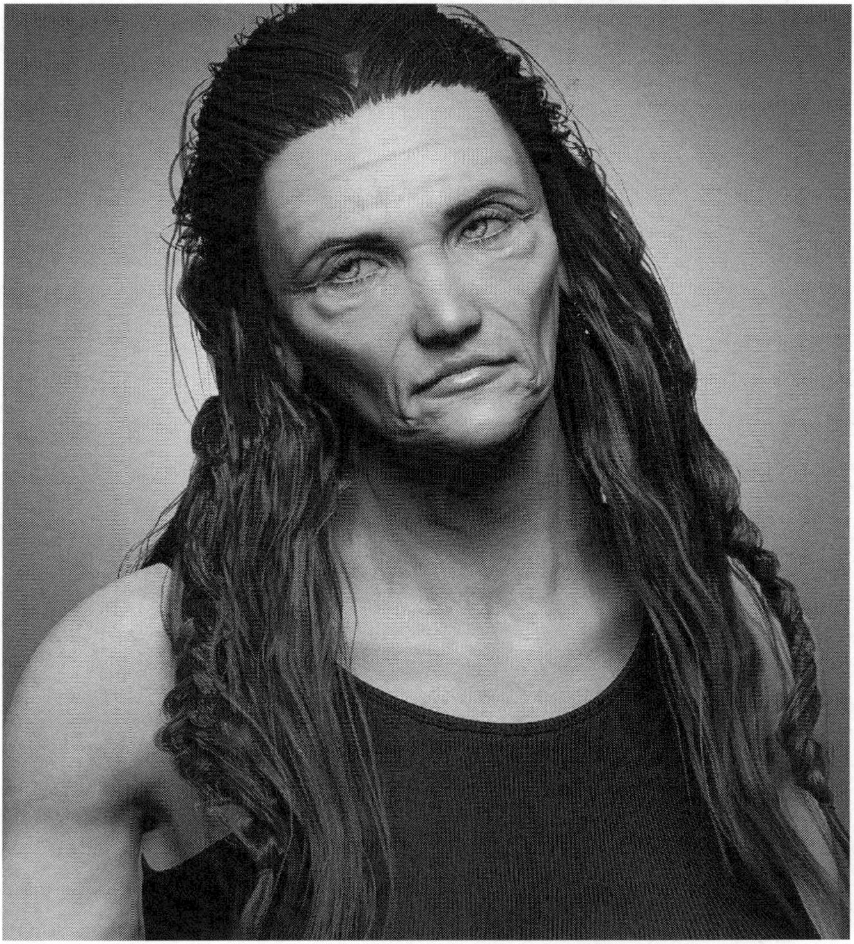

Eingefallene bzw. eingesunkene und schlaffe Wangen

- Bauchspeicheldrüsenerkrankungen
- Magenbeschwerde
- Verdauungsproblemen

9 - Flecken, Rötungen oder andere Verfärbungen auf den Wangen

- Lungenprobleme

10 - Rote Nase

Die Nase ist eng mit dem Herz und der Blutzirkulation verbunden

- Blutdruckprobleme
- Herzprobleme

11a - Steile Falten auf der Oberlippe, findet man nur bei Frauen

- Gravierender Östrogenmangel

11b - Oberlippenfalten

- Zu wenig Sex (unterdrückte Lust) bzw. nicht sexuell befriedigt
- Hormonelle Störungen wie ausgeprägter Östrogenmangel
- Milzerkrankungen
- Spätzeichen bei Frauen, die abgetrieben haben

12 - Vertikale Linien oberhalb der Oberlippen

- Unbefriedigte Sexualität

13 - Vertikale Linien an den Seiten der Lippen

- Bauchspeicheldrüsenerkrankung (s.a. Diabetes), bei Linien, die beim Lachen entstehen bzw. betont werden.
- Sexuelle Insuffizienz, wenn die Linien Richtung Wange gehen

14 - Halbkreisförmige Falten um den Mundwinkel

- Magen-Darm-Probleme
- Depressionen
- Lebererkrankungen
- Herz- und Kreislaufbeschwerden

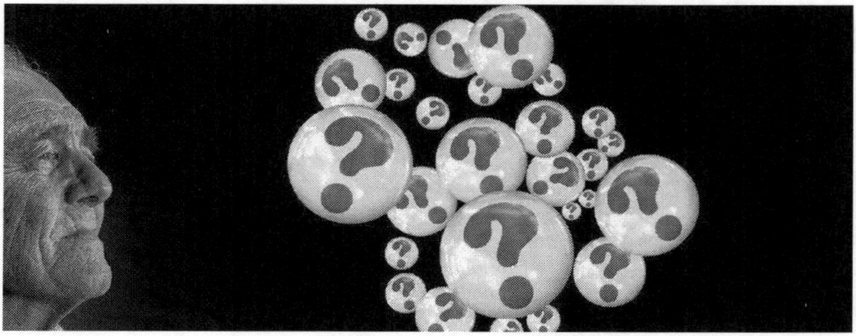

15 - Falten am Hals

- Schilddrüsenstörungen

16 - Falten unter dem Mund

- Stress
- Negative Emotionen

Kurze und seitlich fehlende Augenbraue

- Schilddrüsenfunktionsstörungen
- Hormonhaushaltstörungen

Schmale dünne Augenbrauen

- Östrogenmangel bei Frauen
- Testosteronmangel bei Männern

Dicke und buschige Augenbrauen bei Frauen

- Überschuss an Testosteron

Abgesenkte Mundwinkelfalten

- Depression oder depressive Stimmungen

Markante Ader seitlich der Stirn

- Erhöhter Blutdruck

Verdickungen unter der Unterlippe

- Lebererkrankungen
- Gynäkologischen Erkrankungen

Eingerissene Mundwinkel

- Vitamin-B-Mangel
- Eisenmangel

Eine sehr starke Oberlippenbehaarung bei Frauen

- Überschuss männlicher Hormone

Wiederkehrende oder ständige Pickel unterhalb des Mundes

- Gebärmuttererkrankungen
- Ovarleiden, Unterleibsschmerzen

1.4. Augen: Form und Farbe – das könnte dahinterstecken

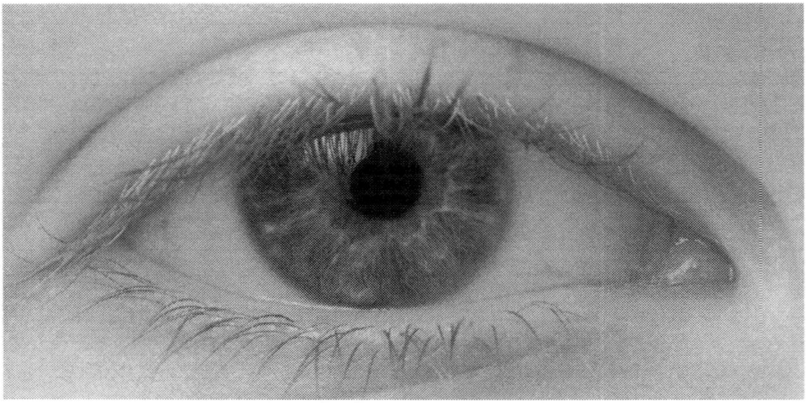

„Schau mich an und ich sage dir, wie es dir geht". Was in meiner afrikanischen Lehre oft betont wurde, findet auch in der Schulmedizin durch zahlreiche wissenschaftliche Studien Bestätigung. Ein Blick in die Augen kann einiges über einen Menschen und seine Gesundheit verraten. Die Augenfarbe lässt Rückschlüsse auf manche Krankheiten und Störungen im Körper zu. Man kann auch einige schwere Krankheiten anhand einer Verfärbung oder Verformung des Auges oder der Augenpartie ziemlich gut diagnostizieren.

Die Augen sind ein hocheffizientes Frühwarnsystem des Körpers!

Diese Krankheiten könnten hinter folgenden Zeichen stecken:

Immer dunkler werdende Augen

- Zuckerkrankheit (Diabetes)

Rote Augen

- Bindehautentzündung (Konjunktivitis)
- Bluthochdruck
- Rheuma
- Herpes
- Allergien durch Tierhaare
- Erkältung

Gelbliche bis gelbe Augen

- Fettstoffwechselstörungen
- Erkrankungen der Leber wie Hepatitis oder Leber-zirrhose
- Fetteinlagerungen
- Gallenblasen
- Gelbsucht

- Hepatitis
- Erhöhte Blutfettwerte

Weißlich-gelblicher Ring um die Iris

- Erhöhte Cholesterinwerte
- Durchblutungsstörungen
- Fettstoffwechselstörung

Grün bis braun gefärbter Irisrand

- Kayser-Fleischer-Kornealrin, Erbkrankheit, führt zur Störung des Kupferstoffwechsels in der Leber. Achten auf Leberschäden und neurologische Probleme!

Adern auf dem Augenapfel

- Bluthochdruck
- Alkoholkonsum
- Schlafmangel
- Störung in der Blutgerinnung

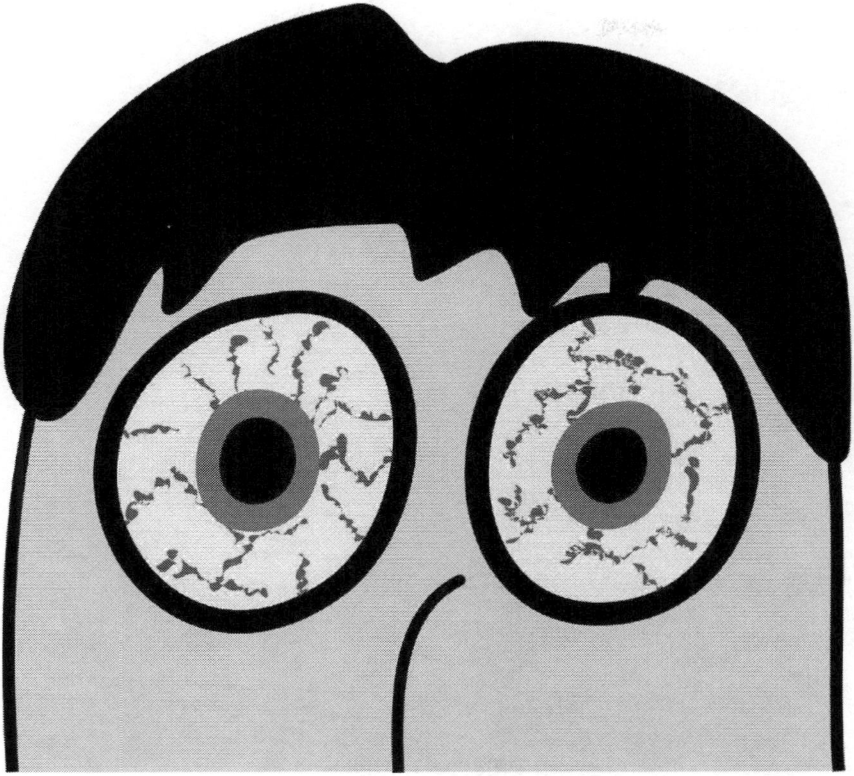

Trockene Augen

- Hormonstörungen
- Nebenwirkung der Antibabypille
- Schwangerschaft
- Schilddrüsenerkrankungen
- Rheumatische Erkrankungen

Tränensäcke

- Schilddrüsenfunktionsstörungen, eine starke Schilddrüsenunterfunktion
- Kreislaufbeschwerden
- Schlechte Durchblutung
- Hormonhaushaltstörung
- Erkrankungen der Niere
- Blasenprobleme
- Herzschwäche
- Cluster-Kopfschmerzen

Schatten unter den Augen

- Störungen der Nierenfunktion
- Flüssigkeitsmangel

Hervortretende Augen

- Basedow'sche Krankheit. Angriff auf die Schilddrüse, wobei die Immunreaktion auch Augenmuskeln und Augengewebe angreift

Dunkle Augenringe

- Verringerung des Sauerstoffgehaltes im Blut
- Hinweis auf Mangelerscheinungen
- Bindehautentzündung

Kreise um die Iris

- Erhöhter Cholesterinspiegel

Geschwollene Lider

- Allergien gegen Pollen, Hausstaub oder Feinstaub, Tierhaare
- Schilddrüsenerkrankungen
- Nierenstörungen
- Herzschwäche
- Erkältung
- Tumor am Auge
- Infektionen
- Nervenstörungen (beim oberen Lid)
- Blasenstörungen

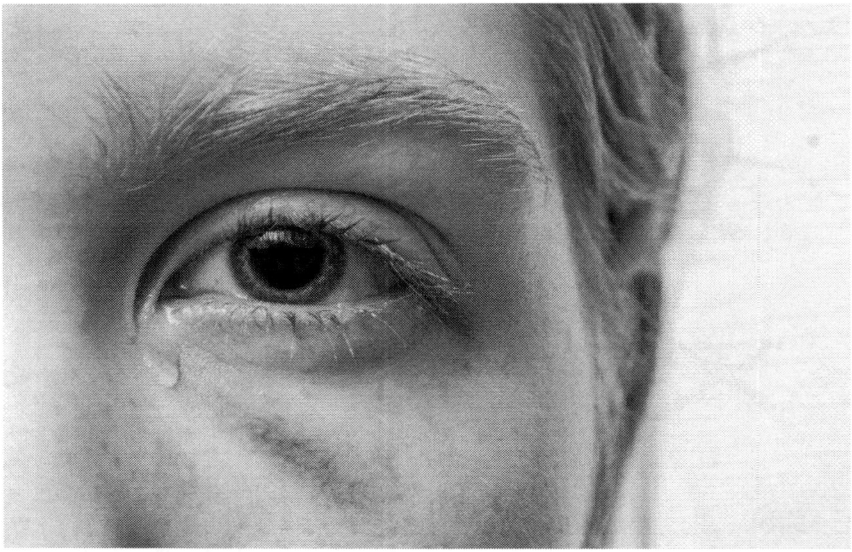

Augenzucken, Augenzittern

- Stress
- Müdigkeit
- Mangelerscheinungen (Vitaminmangel)
- Virusinfektionen
- Multiple Sklerose (Augenzittern)

Kurze, dünne und nicht dichte Augenbrauen

- Schilddrüsenunterfunktion
- Hormonhaushaltstörungen, Östrogenmangel

- Regelschmerzen, unregelmäßige Blutungen
- Verweiblichung (bei Männern)
- Stress
- Vitaminmangel

Dicke, lange und buschige Augenbrauen

- Überschuss an Testosteron

Graue Augenbrauen bei Jüngeren

- Depression
- Stress
- Psychische Störungen

Kleine gelb-orangefarbene Knötchen an Augen und Ohren

- Erhöhte Cholesterinwerte
- Durchblutungsstörungen
- Fettstoffwechselstörungen

Brennende, entzündete oder tränende Augen

- Autoimmunerkrankungen wie rheumatische Erkrankungen

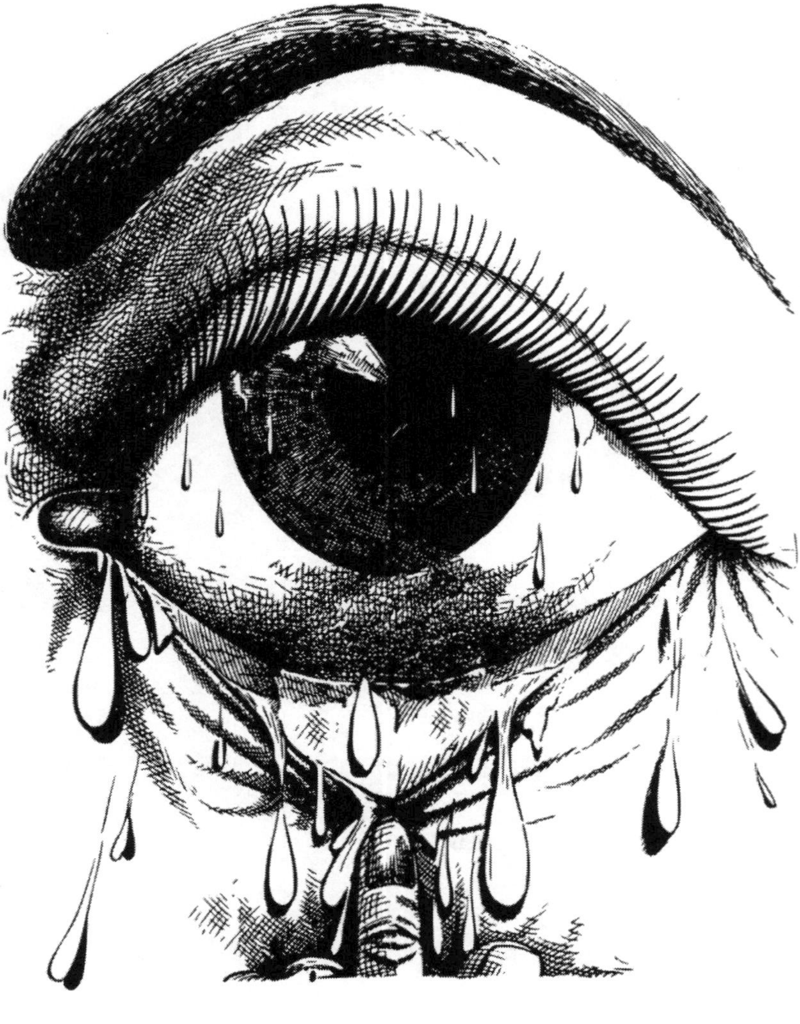

1.5. Urin: Geruch und Farbe des Urins – das könnte dahinterstecken

Urin besteht zu 95 Prozent aus Wasser. Der Rest setzt sich aus Hormonen und wasserlöslichen Vitaminen, organischen und anorganischen Salzen Harnstoff, Harnsäure, Kreatinin, organischen Säuren und Farbstoffen zusammen.

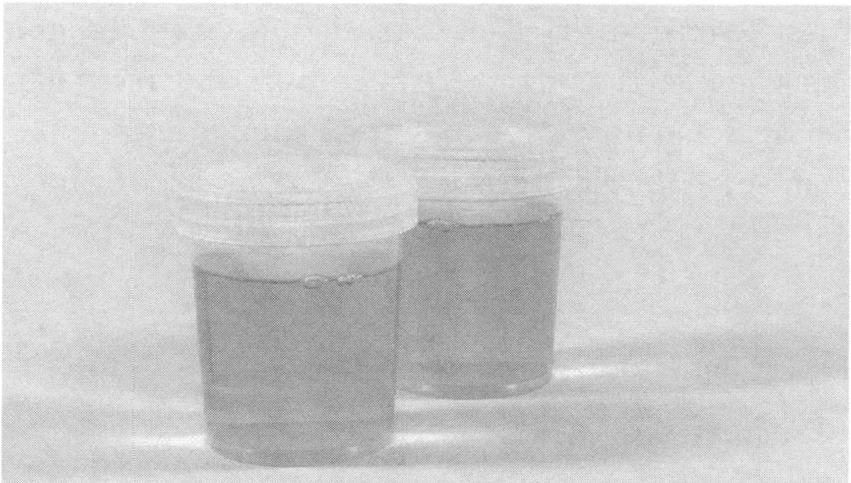

Der Körper produziert zwischen 1 und 2 Liter Urin pro Tag. Seine normale Farbe ist hellgelb, aber sie kann aufgrund verschiedener natürlicher Faktoren (Pigmente in manchen Lebensmitteln wie Brombeeren oder rote Bete oder in bestimmten Medikamenten) oder aufgrund einer Störung im Körper (Krankheit) variieren: heller, dunkler, eher orange, rötlicher, trüb usw.

Farbe und Geruch des Urins können uns viel über die Gesundheit unserer Organe sagen und es ist eine alte afrikanische medizinische Methode zur Untersuchung von Nieren-, Leber-, Harnwegs- und Zuckererkrankungen.

Diese Symptome sind als Orientierung zu verstehen. Die Krankheit kann vorliegen, es muss aber nicht der Fall sein. Ein Besuch beim Arzt ist angeraten, wenn man einen Verdacht hat.

Sehr heller Urin, farblos wie Wasser

- Zu viel Wasser getrunken
- Diabetes

Bernsteinfarbener oder honiggelber Urin

- Der Körper ist mit Wasser unterversorgt

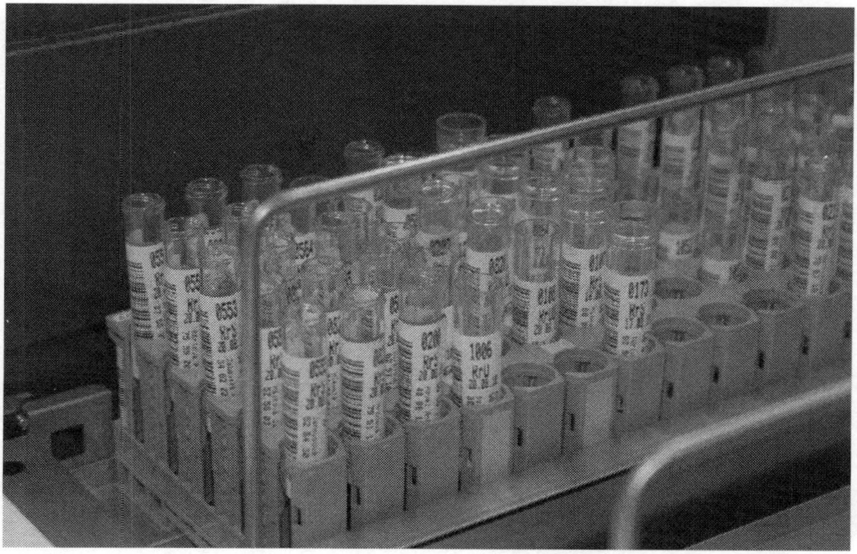

Brauner Urin

- Der Körper ist dehydriert
- Es kann auch eine Erkrankung der Leber sein, wenn trotz ausreichender Wasserzufuhr die Farbe bleibt

Rosa oder rötlicher Urin

- Zysten und Polypen
- Krebserkrankungen
- Entzündung an der Samenblase
- Verursacht durch Blut im Urin: weist auf Erkrankungen der Niere, der Blase oder der Leber hin

- Entzündung an der Harnröhre
- Entzündungen an der Prostata
- Bestimmte Lebensmittel (Rote Bete)

Dunkelgelber oder orangefarbener Urin

- Leber/Gallenerkrankung
- Ernährung

Rötlich-schwarzer Urin

- Entzündungen der Leber

Grüner oder blauer Urin

- Harnwegsinfektion

Blut im Urin

- Blasen- oder Prostataentzündung
- Entzündung der Harnwege
- Tumore in Niere oder Blase
- Nieren- oder Blasenstein-Rückstände

Trüber Urin mit starkem Geruch

- Blasenentzündung, Blaseninfektionen
- Harnwegsinfektion
- Entzündung der Prostata
- Nierenentzündung
- Ist er bei Männern dazu rötlich, könnte es auf eine Prostata-Entzündung bedeuten
- Tuberkulose

Schäumender Urin

- Ansammlung von Gallensalzen oder Eiweiß im Urin. Proteinurie (die übermäßige Ausscheidung von Proteinen über den Urin). Wenn es bestehen bleibt, kann es auch eine Störung der Nieren sein

Übelriechender Urin

- Störung des Stoffwechsels
- Ahornsirupkrankheit
- Zuckererkrankung (Urin riecht fruchtig, gar süßlich)
- Infektion der Harnwege: Entzündung der ableitenden Harnwege

- Tumore der Blase
- Nahrungsmittel wie Spargel, Zwiebeln, Knoblauch
- Fettstoff- oder Aminosäurestoffwechsel-Erkrankung bei Neugeborenen

Schmerzen beim Urinlassen

- Blasenentzündung
- Infektionen
- Geschlechtskrankheiten (manchmal auch mit Eiter)

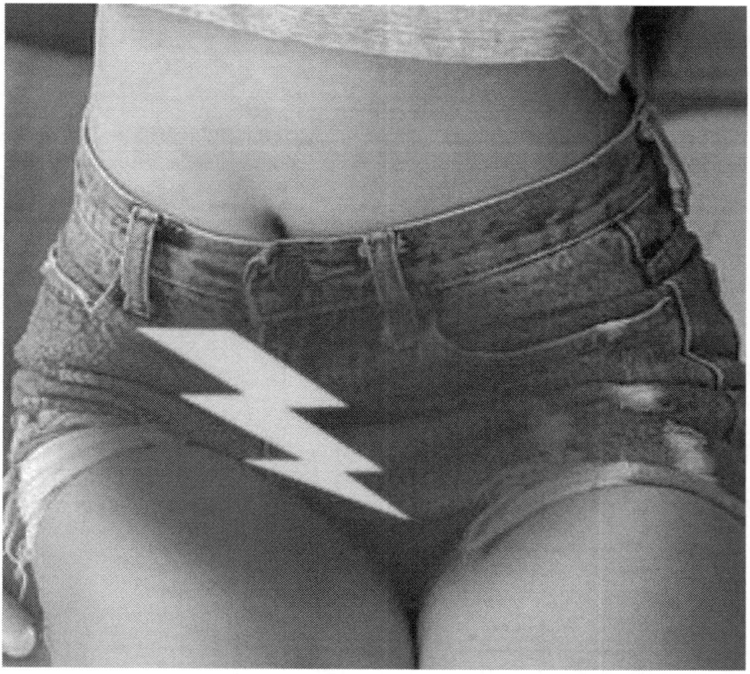

1.6. Finger, Form und Farbe der Fingernägel – das könnte dahinterstecken

Unsere Fingernägel sprechen. Über ihre Farbe, Struktur, Form ist es möglich, sich sogar ganz präzise Diagnosen über bestimmte Krankheiten zu erlauben.

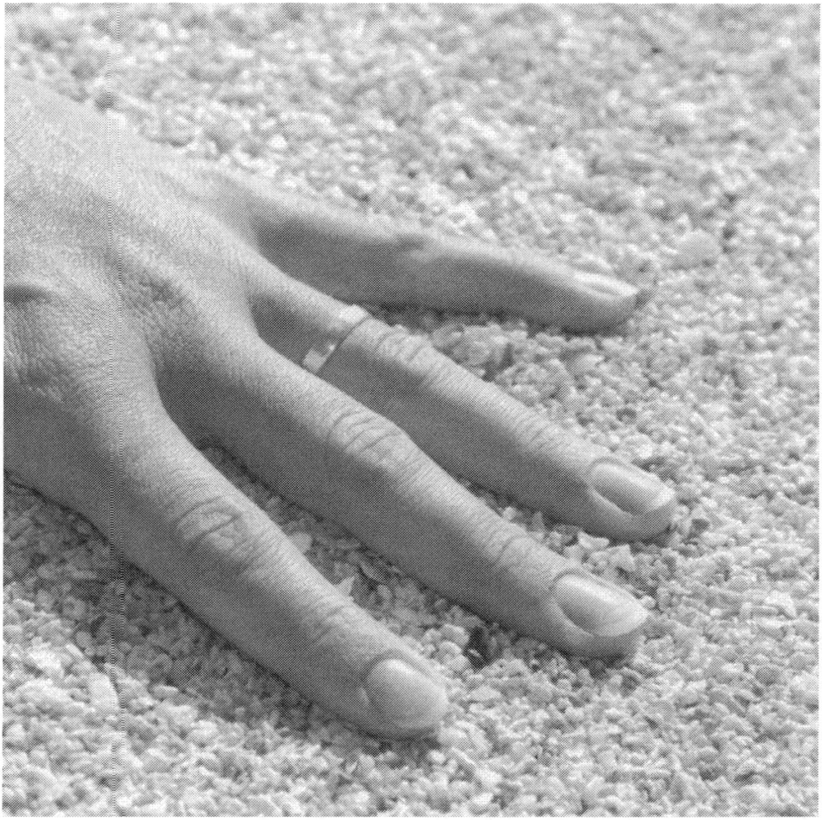

Diese Krankheiten könnten hinter folgenden Zeichen stecken:

Weiße Streifen

- Vergiftung
- Fieber
- Vitamin- oder Mineralstoffmangel

Weißliche und trübe Nägel (Milchglasnägel)

- Leberzirrhose oder Fettleber
- Darmerkrankungen
- Entzündungen

Gelbliche Nägel

- Gelbsucht
- Lebererkrankungen
- Atemwegserkrankungen wie chronische Bronchitis (gelbliche, verdickte Nägel)
- Nagelpilz

Bräunliche oder blauschwarze Flecken unter dem Nagel

- Muttermale, Leberflecken
- Hautkrebs, schwarzer Krebs (Pigmentzellvermehrung in der Nagelwurzel)
- Nagelpilz

Grünliche Nägel

- Bakterien
- Schimmelpilz

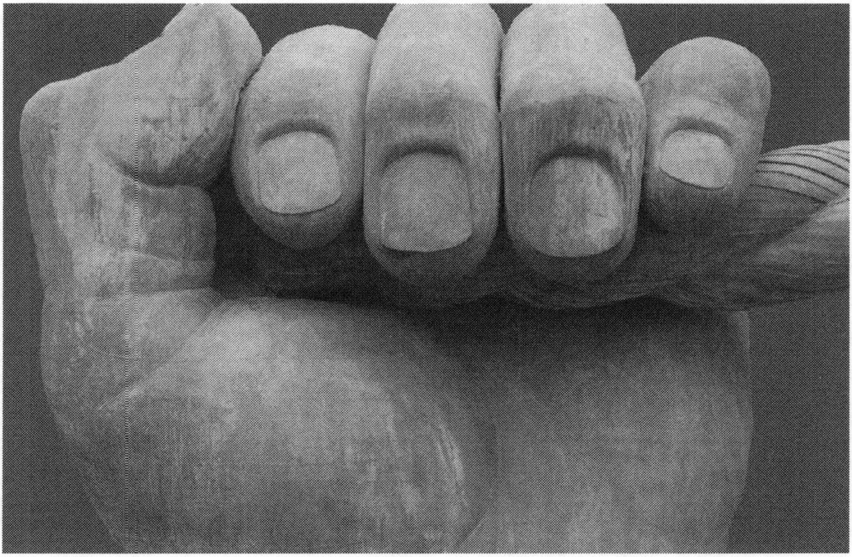

Nagelveränderungen mit Aufsplittern der Nagelplatte, Abblättern des Nagels

- Mineraliendefizit, Probleme Mineralien aufzunehmen
- Kranker Darm

Brüchige Fingernägel

- Schilddrüsenunterfunktion

Rissige Nägel

- Schlechte Ernährung
- Vitamin-B-Mangel (besonders B 7, Biotin)
- Häufiges Händewaschen
- Hormonelle Störungen
- Stress

Querrillen an allen Fingernägeln

- Herzinfarkt
- Hohes Fieber
- Magen-Darm-Infektion
- Gift
- Leberentzündung

Querrillen an allen Fingern

- Verletzung im Nagelbett
- Arthritis
- Autoimmunerkrankungen

Aufgewölbte Nägel (Uhrglasnägel)

- Chronischen Sauerstoffunterversorgung des Körpers, wegen Herz-Lungen-Funktionsstörungen
- Chronische Darmentzündung
- Lungenkrebs

Nach innen gewölbte Nägel

- Eisenmangel
- Arbeit mit Salzlake

Gewebeverhärtung an den Fingern

- Lebererkrankungen

Ständig kalte Finger, auch im Sommer

- Niedriger Blutdruck

- Durchblutungsstörungen
- Gefäßverengungen
- Blutarmut
- Herz-Kreislauf-Erkrankungen
- Gehirnhautentzündung
- Schilddrüsenunterfunktion
- Tumoren
- Herzschwäche

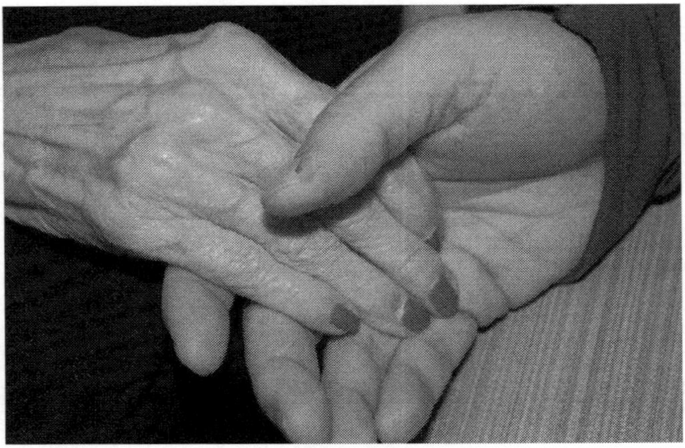

Verdickte und aufgetriebene Fingerendglieder (Trommelschlegelfinger)

- Chronischen Sauerstoffunterversorgung des Körpers, wegen Herz-Lungen-Funktionsstörungen
- Chronische Darmentzündung
- Lungenkrebs

1.7. Zunge, Zungenbeläge – das könnte dahinterstecken

Seit Jahrhunderten ist die Untersuchung von Zahnbelägen als Krankheitsdiagnose in der afrikanischen Heilkunde eine normale Praxis. Diese Praxis wird auch oft in der Schulmedizin angewandt.

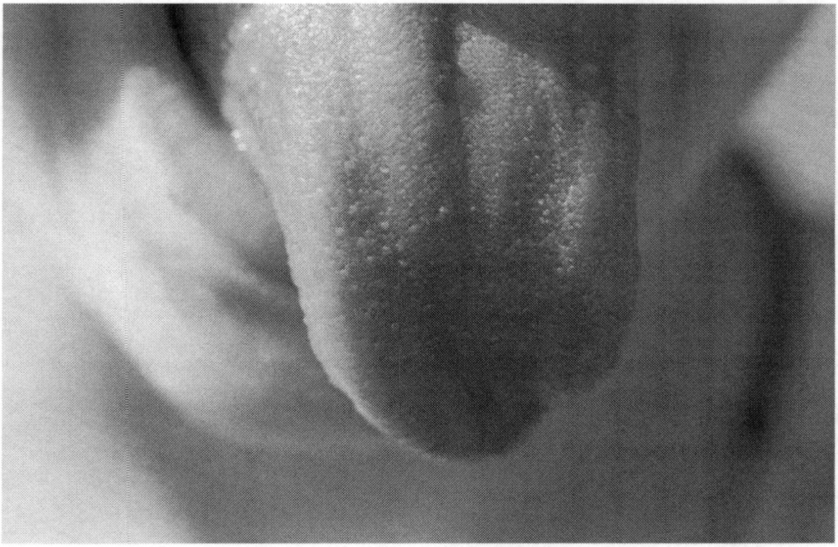

Nach der afrikanischen Heilkunde hat eine Zunge 6 Teile: Die Wurzel, die Mitte, die Spitze, der untere Teil der Spitze und beide Seiten von der Mittenlinie. Die Farben dieser Teile können bestimmte Information über den Gesundheitszustand geben. Dies ist möglich, weil die Zunge tausende von Nervenenden hat, die mit verschiedenen Körperteilen und Organen verbunden sind. Außerdem hat die Zunge eine direkte Verbindung zum Magen (sie ist sozusagen die Verlängerung des Magens) und kann daher über den Zustand des Magen-Darm-Traktes informieren.

Diese Krankheiten könnten hinter folgenden Zeichen stecken:

Weiße Zunge, weiße Flecken

- Erkältung
- Magen-Darm-Erkrankungen
- Mundpilz (Soor)
- Störungen der Bauchspeicheldrüse, wenn der Belag links und rechts der Mittenlinie der Zunge ist
- Wenn der weiße Belag am rechten und linken Seitenrand der Zunge liegt: Lungenerkrankungen
- Syphilis

Gelblich

- Pilzinfektionen
- Störungen der Galle und der Leber

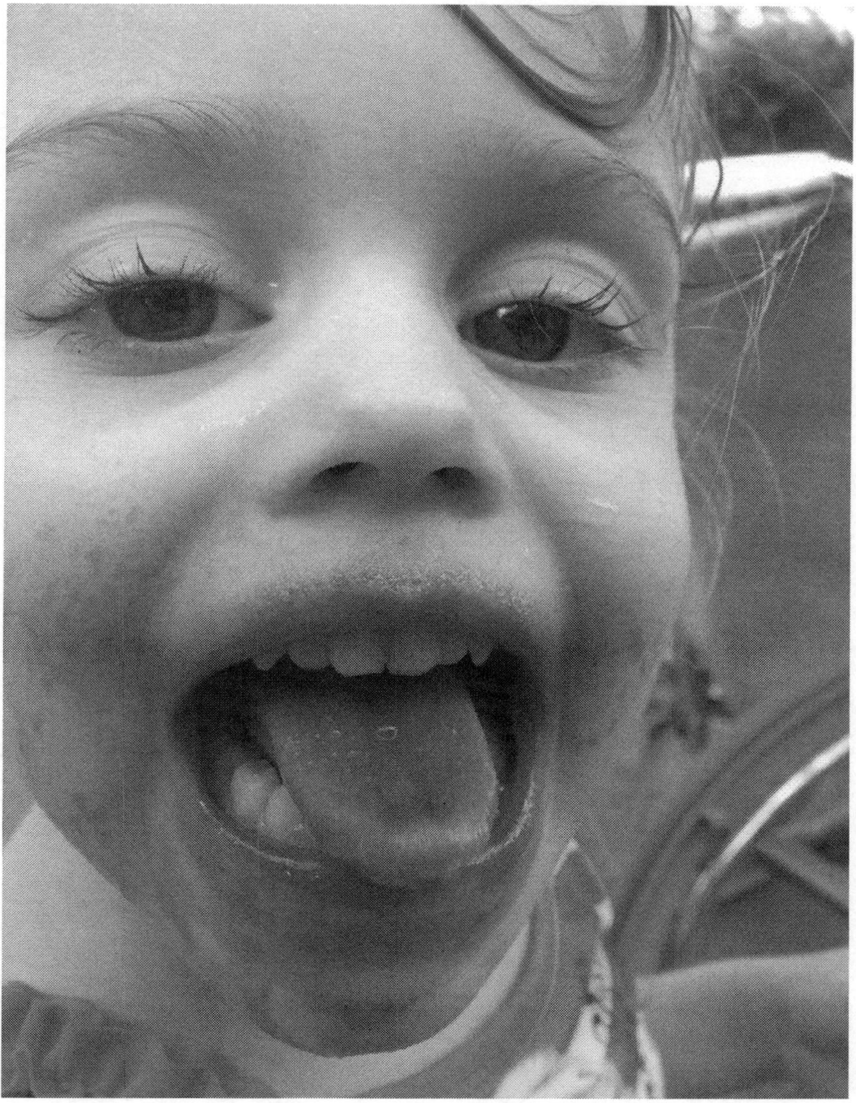

Rot (Himbeerzunge)

- Infektionskrankheiten: Scharlach
- Entzündungen

- Autoimmunkrankheiten
- Asthma
- Akne
- Vitamin-B 12 und B 9 -Mangel
- Magen-Darm-Probleme
- Lebererkrankungen
- Herzbeschwerden

Braun

- Darmerkrankungen
- Nierenprobleme
- Harnvergiftung, wenn der Belag braun-schollig ist

Grau

- Eisenmangel
- Blutarmut

Grau-weißlich

- Diphtherie

Grau-gelb

- Typhus

Schwarz

- Haarzunge: gestörte Mundflora als Nebenwirkung von Antibiotika
- Mundkrebs (dunkle Flecken auf der Unter- oder Oberseite der Zunge)
- Wenig Speichelproduktion

Flecken an der Spitze der Zunge

- Allergie

Zungenschwellung

- Mundhöhlenerkrankung oder Erkrankungen an den Zähnen – beispielsweise Karies
- Mundschleimhautentzündungen
- Schilddrüsenerkrankungen
- Diabetes
- Magen-Darm-Erkrankungen
- Zahnfleischentzündungen

- Lebensmittelallergien
- Pilze

Trockene Zunge

- Stress
- Anämie
- Diabetes

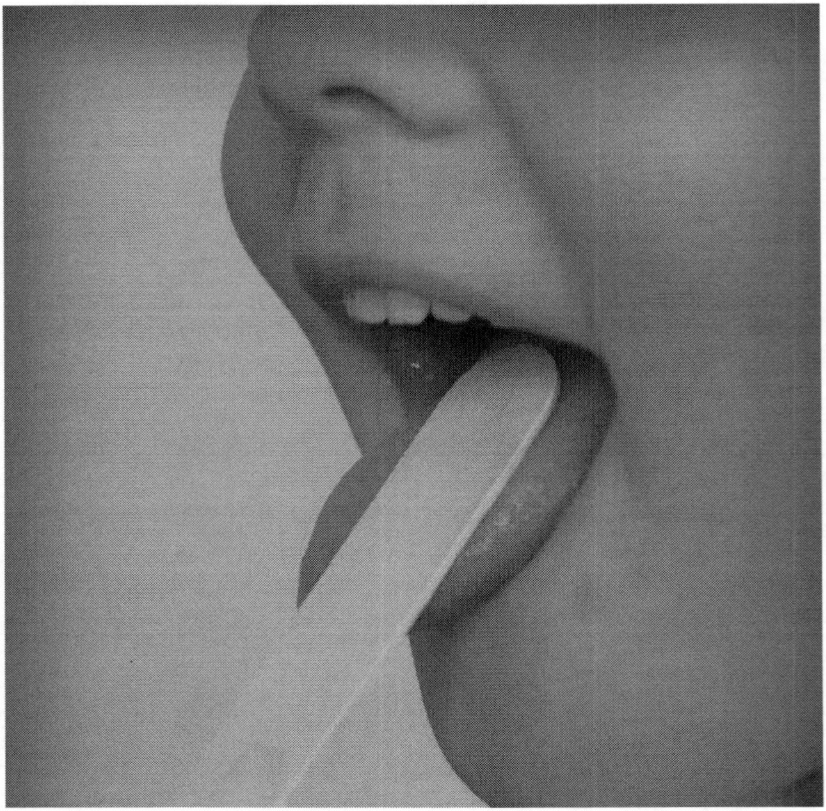

1.8. Krämpfe und Schmerzen in den Füßen, Waden und Oberschenkeln – das könnte dahinterstecken

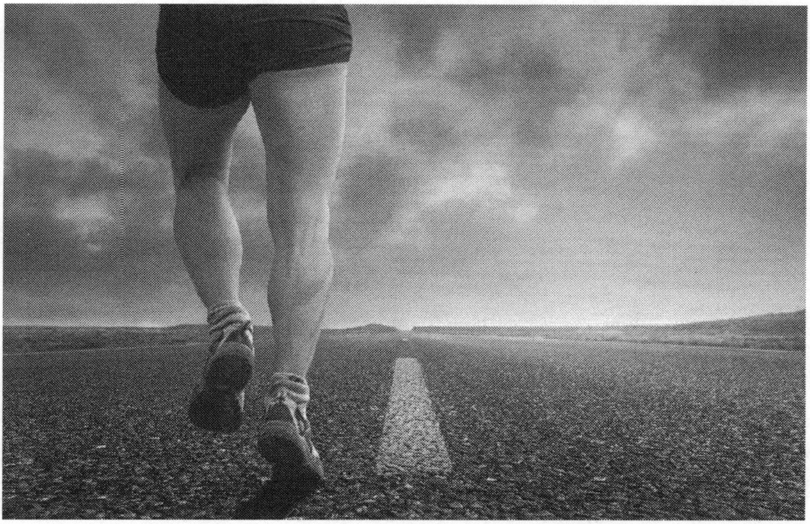

- Kalziummangel
- Kaliummangel
- Magnesiummangel
- Es können auch alle drei auf einmal auftreten

2.

Körperliche Gesundheit:

Nährstoffmangel und Anzeichen von Mangelerscheinungen

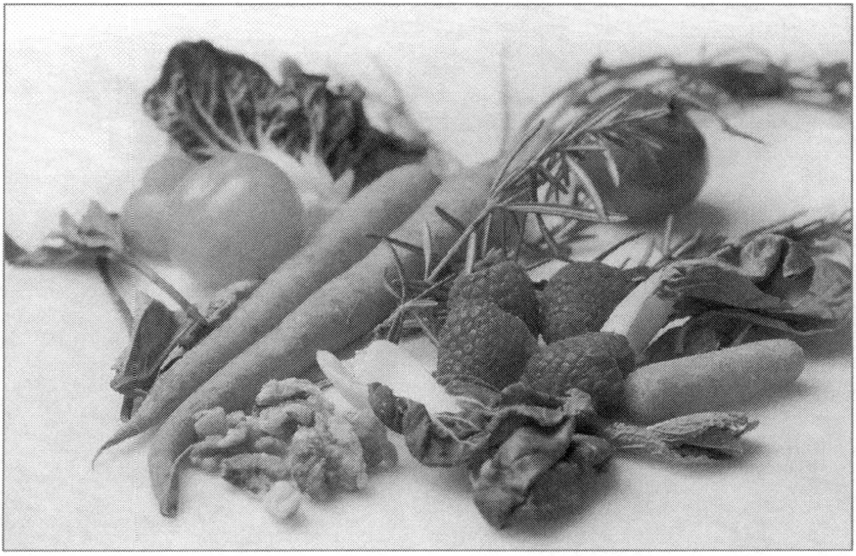

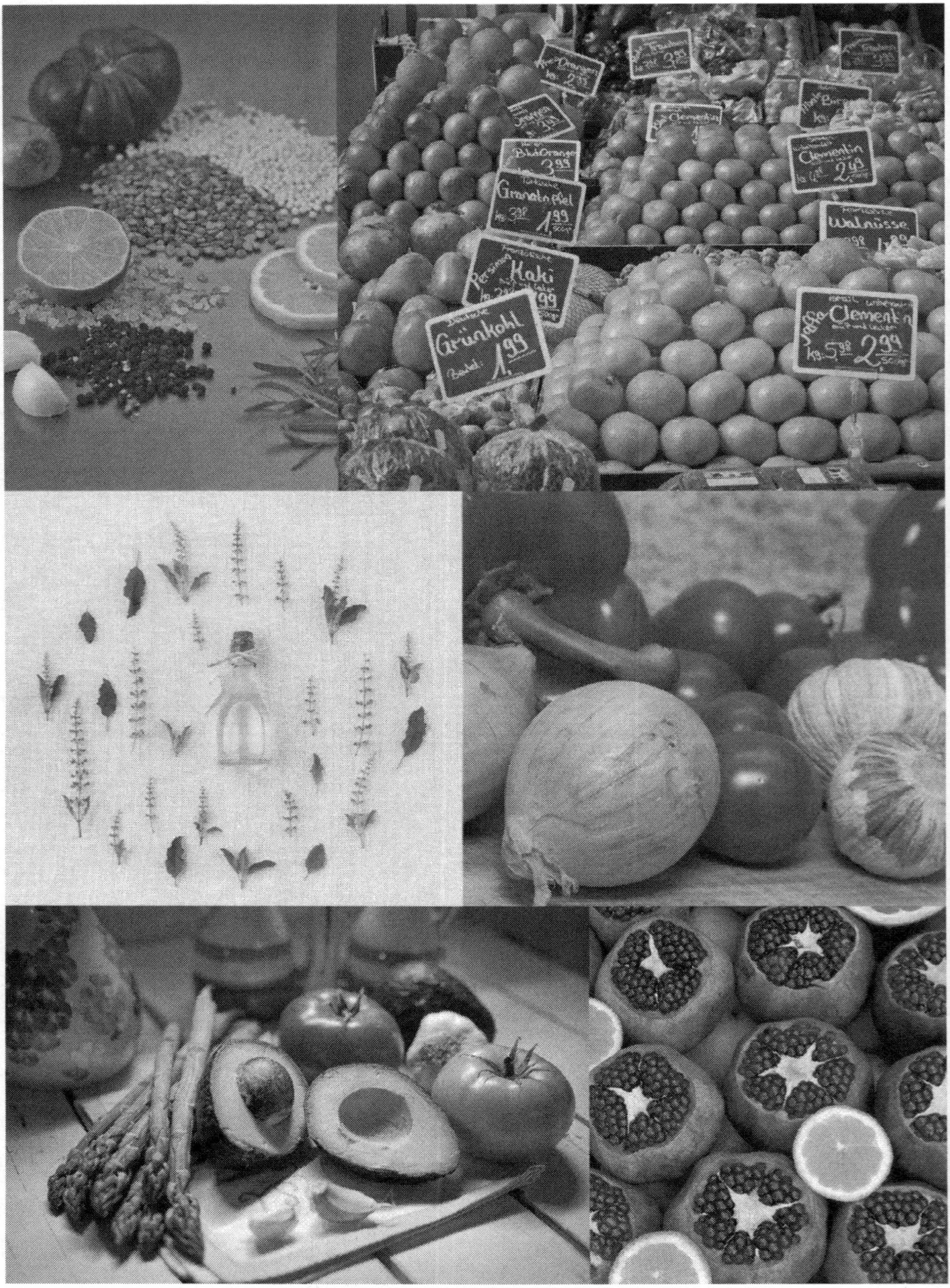
BlutOrangen
3,99
Granatapfel
1,99
Clementin
2,49
Walnüsse
Persimon Kaki
Grünkohl
1,99
Jaffa-Clementin
2,99

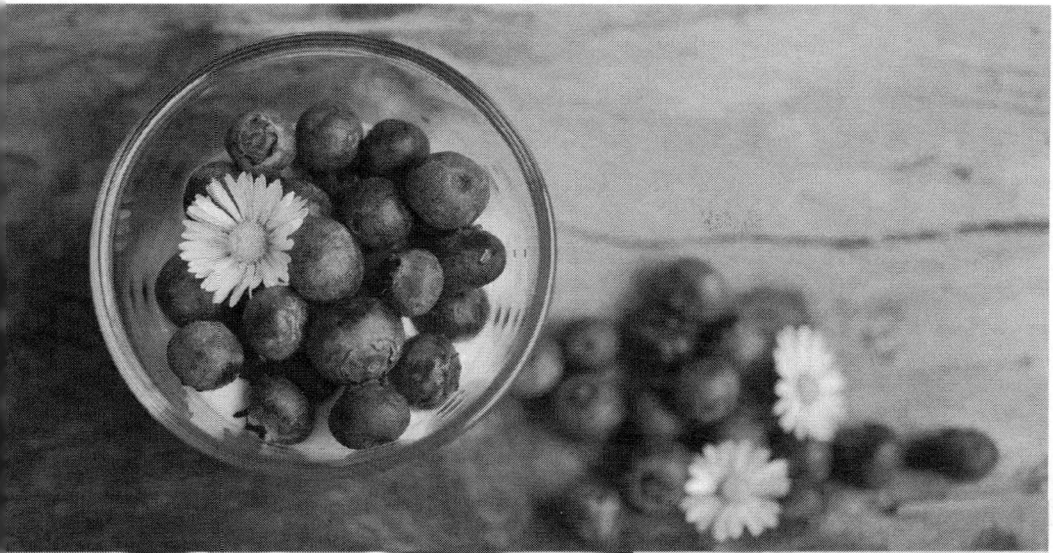
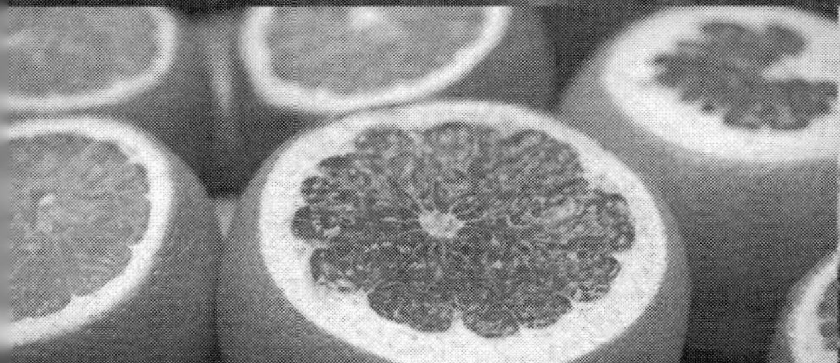
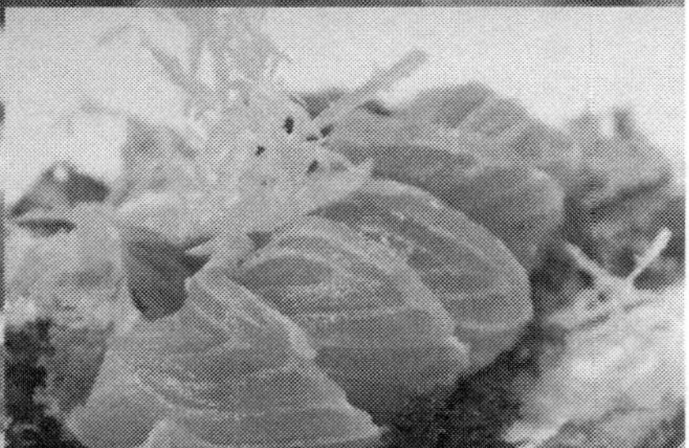
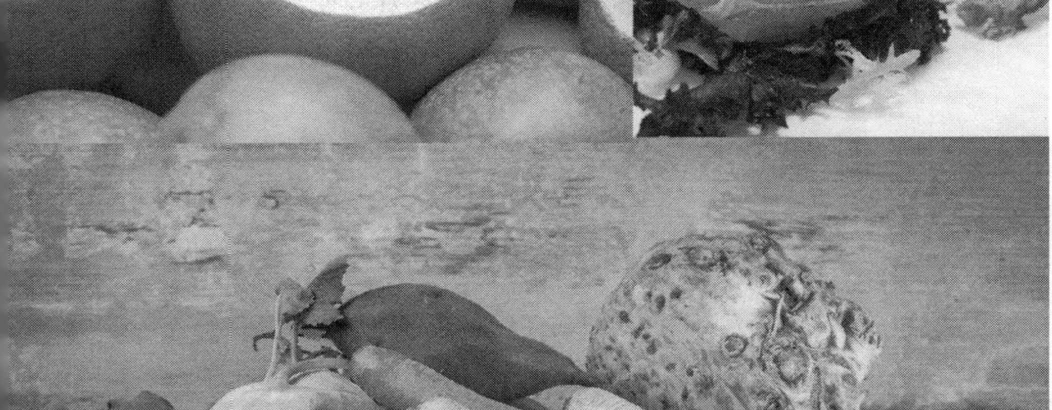

Wenn man täglich zu wenige Vitamine und andere wichtige Nährstoffe und Mineralien zu sich nimmt, bereitet man den Boden für viele Krankheiten. Das wird dazu führen, dass der Körper Probleme hat, alle seine Funktionen zu erfüllen.

Vitamine spielen eine wichtige Rolle bei allem, was in unserem Körper passiert. Wenn sie zu knapp sind oder wenn ihre Qualität schlecht ist, kann der Körper seltsames Verhalten zeigen. Zeichen, die man erkennen und deuten kann, wenn man aufmerksam ist. Diese Zeichen können auf einen entsprechenden Vitaminmangel hinweisen. Genauso ist es mit den Mineralien und den Spurenelementen. Der Körper ist auf sie angewiesen und meldet sich mit deutlichen Zeichen, wenn ein Mangel vorliegt.

Die folgenden Anzeichen sind nur eine erste Orientierung und ein Warnsignal, damit du frühzeitig den Rat einer geeigneten Person für eine klare Diagnose suchst oder deine Ernährung umstellst und dich besser ernährst.

2.1. Diese Anzeichen könnten auf einen Vitamin-A-Mangel hinweisen

- Erhöhtes Auftreten von Infektionen in Nasenhöhle und Rachenraum
- Wachstumsstillstand
- Nachtblindheit und Sehstörungen wie Verminderung der Sehschärfe infolge von Hornhauttrübungen, trockene Augen
- Beschleunigter Alterungsprozess
- Trockene, schuppige Haut
- Haarausfall
- Trockene Schleimhäute, weniger Speichel und trockener Mund

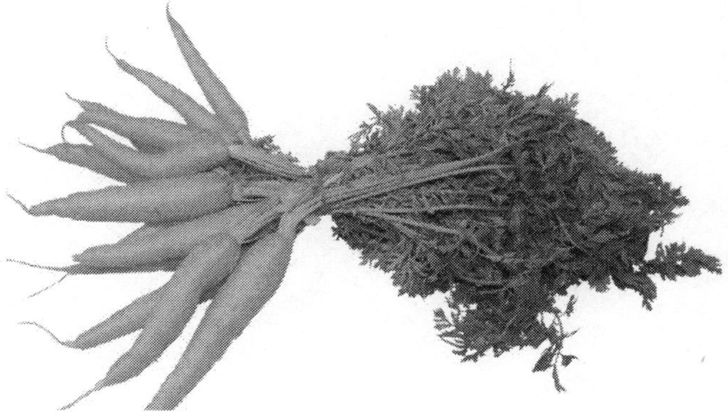

2.2. Diese Anzeichen könnten auf einen Vitamin-B 1-Mangel hinweisen

- Beriberi ist die häufigste Vitamin-B1-Mangel-Erkrankung (neurologische Störungen, Missempfindungen an Händen und Füßen, Herzmuskelschwäche, allgemeiner Muskelschwund)
- Gehstörungen
- Sprachstörungen
- Müdigkeit
- Kreislaufprobleme
- Appetitlosigkeit
- Bewusstseinsstörungen Verwirrtheit
- Depressionen
- Erbrechen
- Fußbrennen
- Kopfschmerzen
- Schlaflosigkeit
- Verstopfung

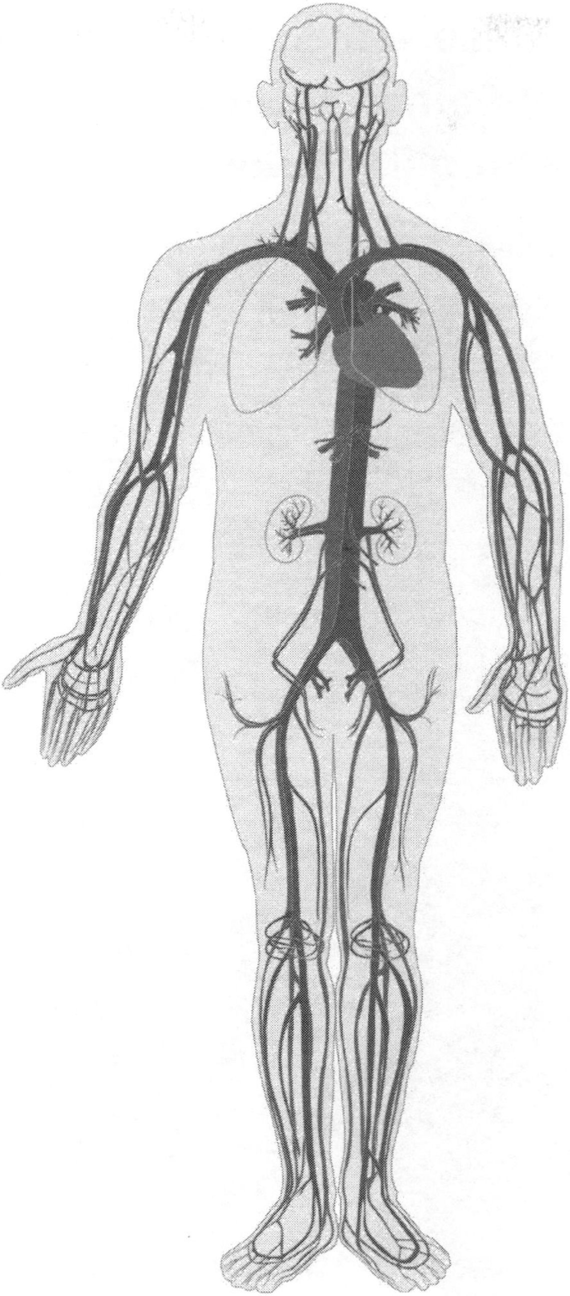

2.3. Diese Anzeichen könnten auf einen Vitamin-B 2-Mangel hinweisen

- Eingerissene Mundwinkel
- Wundheit von Mund, Lippen und Zunge
- Hautentzündungen, Hautausschlag
- Fettige, rote, schuppige Haut im Gesicht und besonders an den Nasenflügeln
- Lichtempfindlichkeit
- Blutunterlaufene, brennende Augen
- Spröde Fingernägel
- Blutarmut

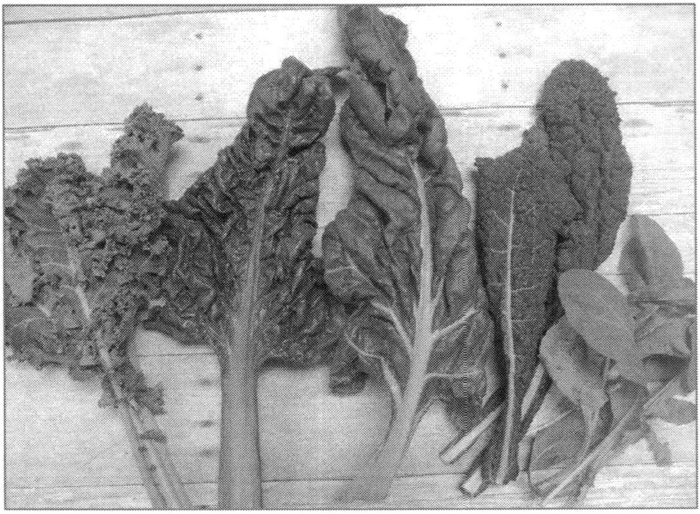

2.4. Diese Anzeichen könnten auf einen Vitamin-B 3-Mangel hinweisen

- Haut- und Schleimhautentzündungen
- Raue Haut
- Kopfschmerzen
- Zittern
- Schlafstörungen
- Schwindel
- Kribbeln und Taubheitsgefühl in den Gliedmaßen
- Schlaflosigkeit
- Müdigkeit
- Mundgeruch

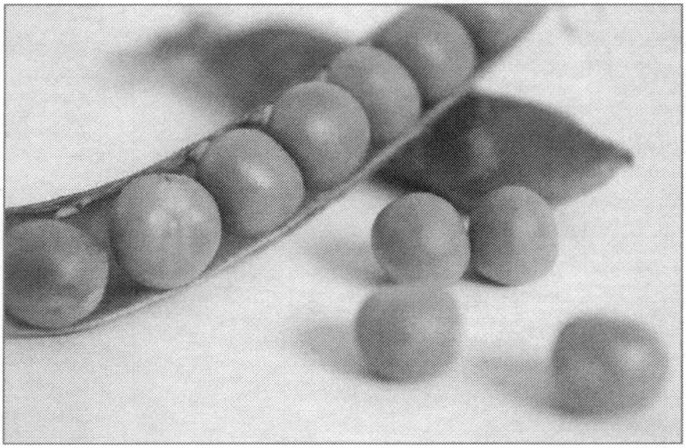

2.5. Diese Anzeichen könnten auf einen Vitamin-B 5-Mangel hinweisen

- Fußsohlenschmerzen, Fußsohlenbrennen
- Taubheitsgefühle an Zehen und Füßen
- Kribbeln an den Füßen
- Entzündungen der oberen Atemwege

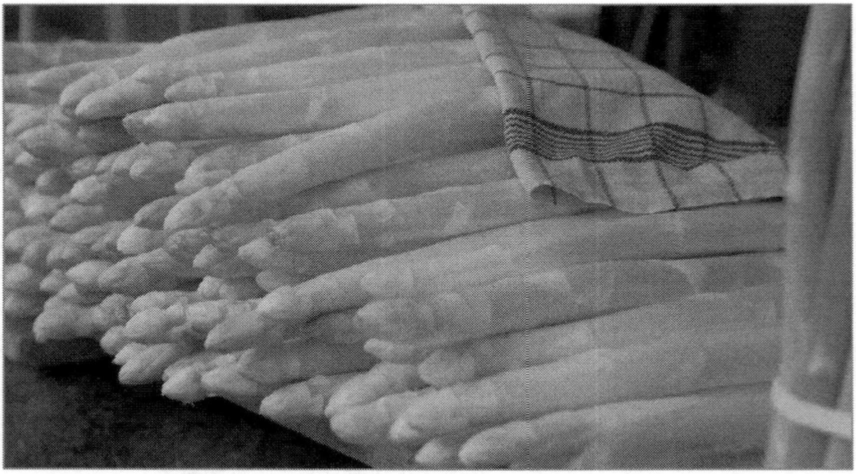

2.6. Diese Anzeichen könnten auf einen Vitamin-B 6-Mangel hinweisen

- Schlechte Haut
- Spröde Mundwinkel mit Rissen
- Rissige, trockene und aufgesprungene Lippen

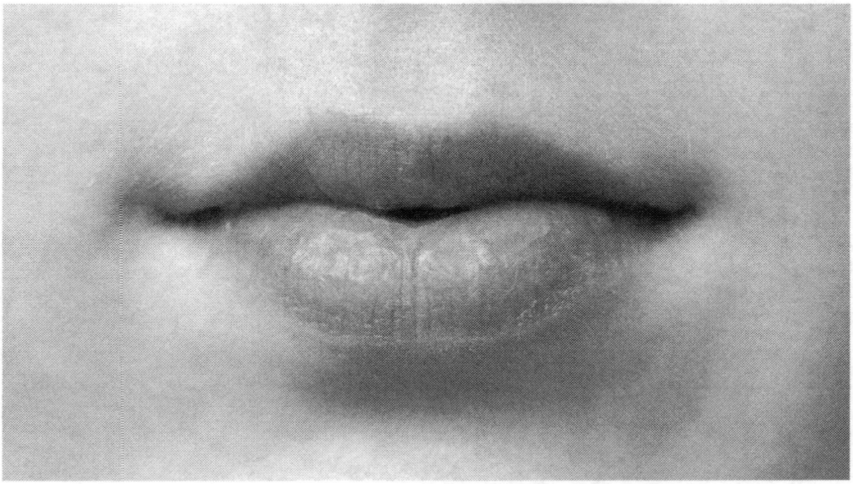

- Brennende Füße
- Akne
- Blutarmut
- Darmbeschwerden wie Durchfall, aber auch Übelkeit und Erbrechen
- Erhöhte Infektanfälligkeit

- Hautausschlag und trockene Haut
- Leistungsschwäche
- Lichtempfindlichkeit

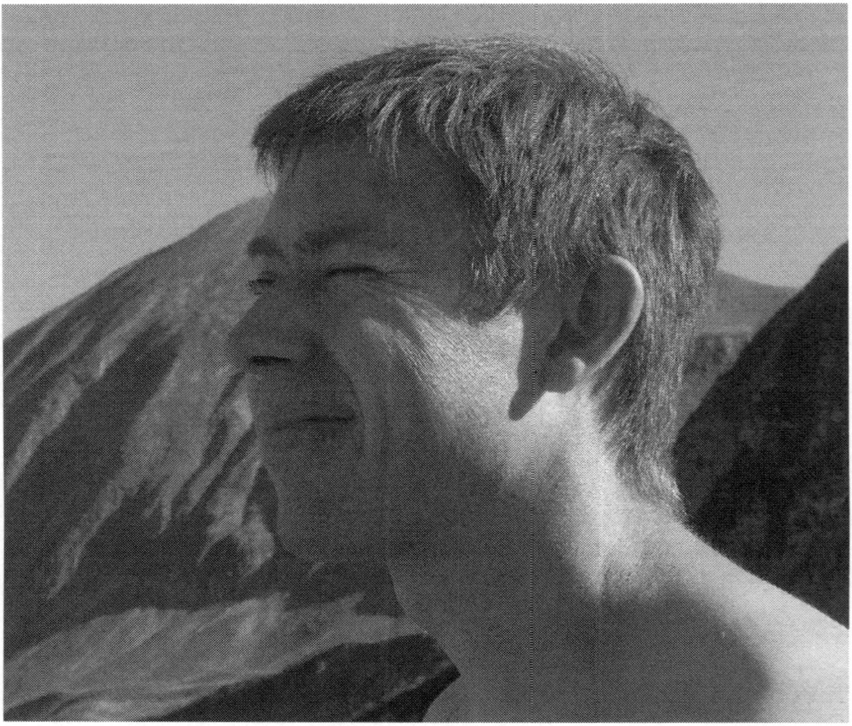

- Nierensteine
- Schlaflosigkeit
- Depressive Verstimmung

2.7. Diese Anzeichen könnten auf einen Vitamin-B 7-Mangel hinweisen (Biotin)

- Haarausfall
- Farbveränderung der Haare
- Halluzinationen
- Depressionen
- Antriebslosigkeit
- Muskelschmerzen
- Appetitlosigkeit
- Schuppiger, roter Hautausschlag um Augen, Nase, Mund und Genitalbereich
- Taubheit und Kribbeln der Extremitäten
- Schläfrigkeit
- Erhöhte Anfälligkeit für Bakterien- und Pilzinfektionen
- Brüchige Nägel
- Grau-blasse Hautfarbe

2.8. Diese Anzeichen könnten auf einen Vitamin-B 9-Mangel hinweisen (Folsäure)

- Entzündete, rote Zunge
- Blutarmut
- Verdauungsstörungen wie Durchfall

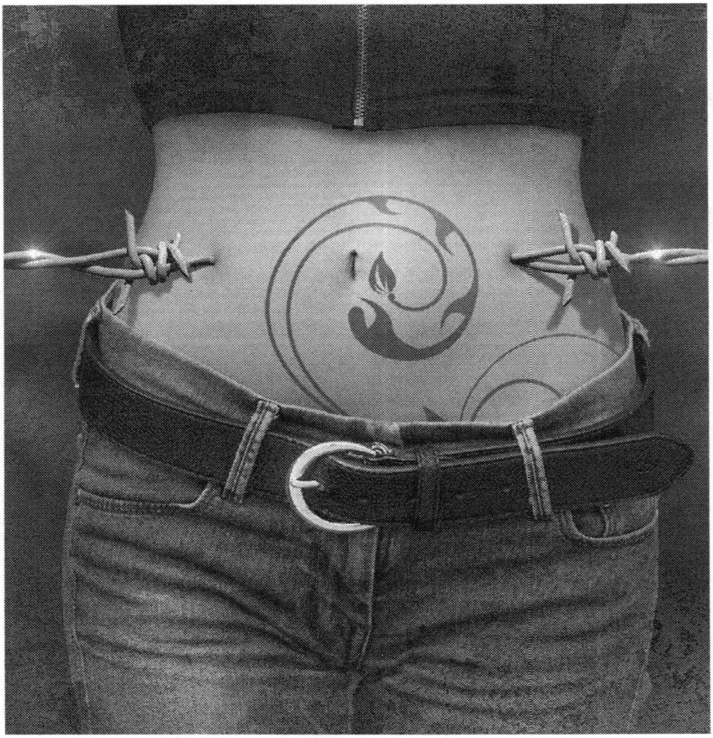

- Störungen des Haar-, Knochen- und Knorpelwachstums

- Blässe
- Müdigkeit und schnelle Erschöpfung
- Erhöhte Reizbarkeit
- Konzentrationsschwäche

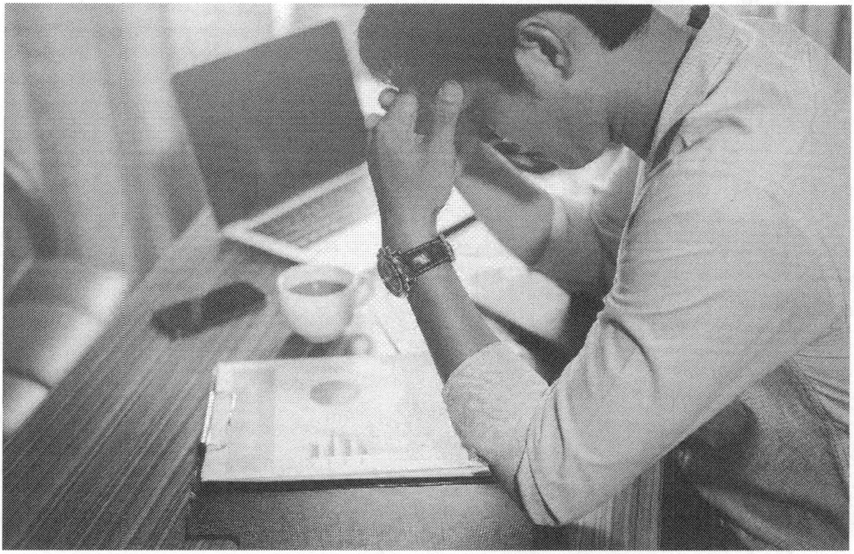

- Depressive Verstimmungen
- Erhöhte Infektanfälligkeit
- Entzündungen der Haut und Schleimhaut
- Unfruchtbarkeit bei Männern und Frauen
- Fehlbildungen und verzögerte Entwicklung

2.9. Diese Anzeichen könnten auf einen Vitamin-B 12-Mangel hinweisen

- Unerklärliche Müdigkeit und schnelle Erschöpfung
- Schwindelgefühl
- Konzentrationsschwäche, Vergesslichkeit
- Gefühlsstörungen
- Verwirrung wie bei einer Demenzerkrankung
- Blutarmut
- Blässe
- Erhöhte Infektanfälligkeit
- Nervenstörungen
- Sehstörungen
- Kribbeln, Stechen
- Muskelschwäche
- Veränderungen an Lunge und Rückenmark
- Depressionen
- Bei intensivem und fortgesetztem Mangel kann es zu sogar zu Lähmungen kommen
- Eine glatte, rote Zunge

- Zungenbrennen
- Verletzungen der Schleimhäute
- Herzbeschwerden
- Angstzustände, Halluzinationen, Wahnvorstellungen bei starkem Vitamin B12 Mangel
- Allgemeine Leistungsschwäche

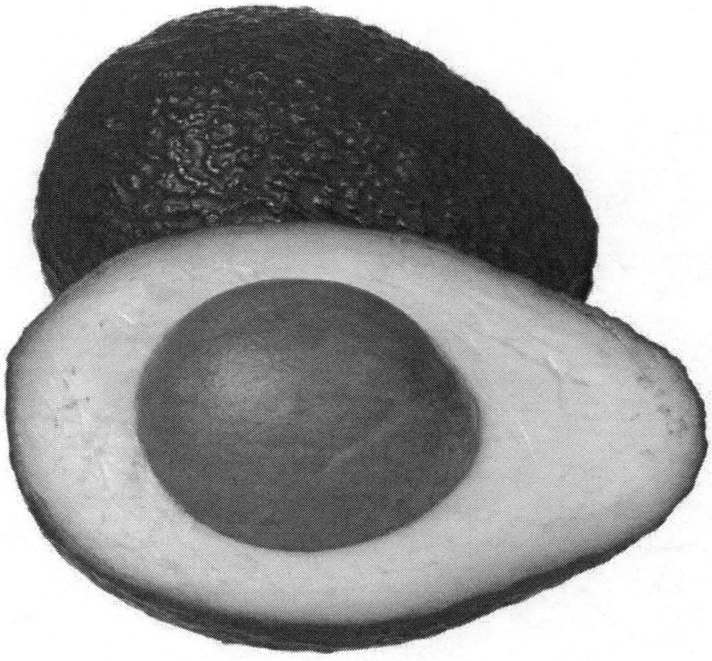

2.10. Diese Anzeichen könnten auf einen Vitamin-C-Mangel hinweisen

- Langsame Wundheilung
- Hoher Cholesterinspiegel
- Probleme mit Herz und Blutgefäßen
- Allergien
- Müdigkeit
- Depressionen
- Allgemeine Leistungsschwäche

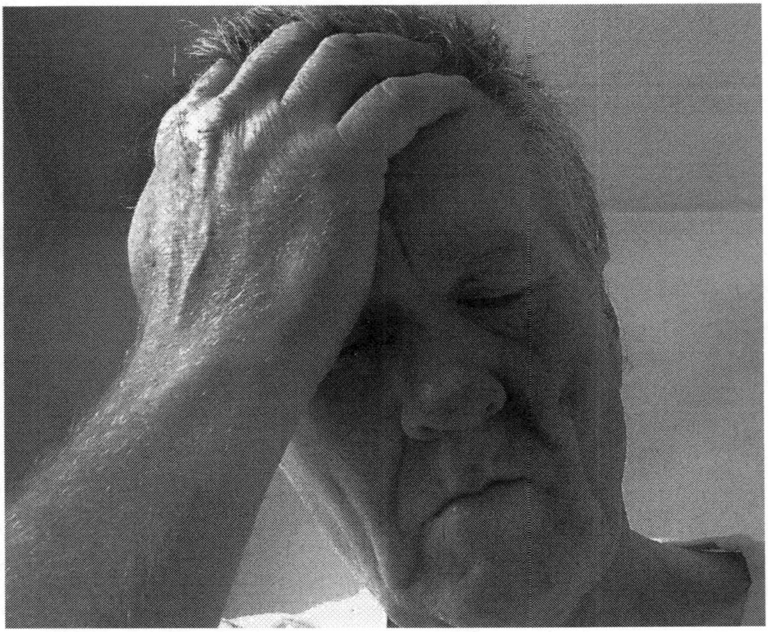

- Gelenkschmerzen
- Nasenbluten
- Muskelschwäche
- Erhöhte Infektionsanfälligkeit
- Zahnfleischbluten und -entzündungen

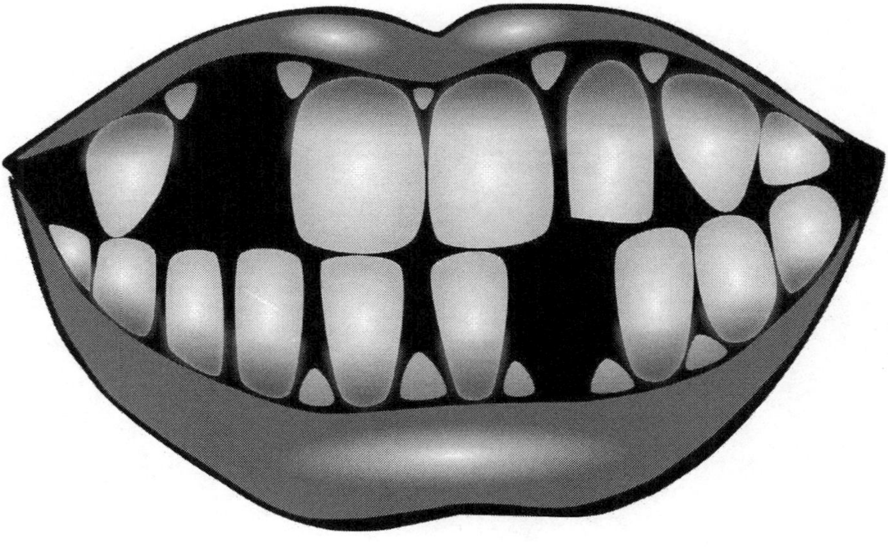

- Erhöhte Reizbarkeit
- Wadenschmerzen
- Gelenkbeschwerden
- Blaue Flecken

2.11. Diese Anzeichen könnten auf einen Vitamin-D-Mangel hinweisen

- Müdigkeit und Konzentrationsprobleme, schlechte Stimmung, Schlafstörungen, Nervosität, Heißhunger auf Süßigkeiten sind die ersten Anzeichen eines Mangels
- Antriebslosigkeit
- Erhöhte Infektanfälligkeit
- Graues Haar und Haarausfall
- Herzrhythmusstörungen
- Knieschmerzen
- Rückenschmerzen
- Schlechte Zähne, Zahnfleisch-Überentwicklung
- Schlechter Stoffwechsel
- Brüchige Fingernägel
- Schuppenflechte
- Schwache Muskulatur, Muskelschwäche besonders beim Treppensteigen, beim Aufstehen
- Schwindelanfälle und Kreislaufprobleme
- Verlangsamtes Denken

- Schlafstörungen

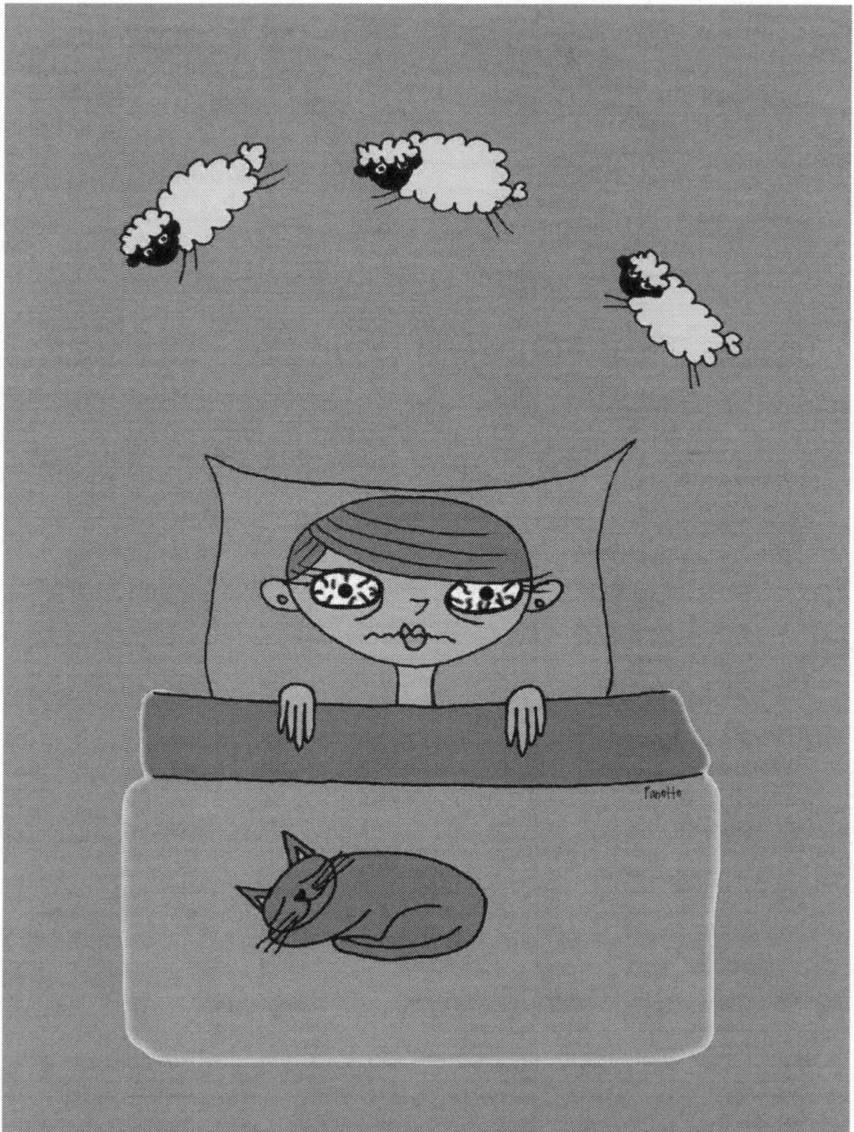

- Weiße Flecken im Inneren des Fingernagels
- Infektionen und Autoimmunrektionen
- Verlust von Mineralien im Knochen
- Bluthochdruck
- Depressionen
- Muskelkrämpfe, Gliederschmerzen
- Muskelschwäche
- Vitamin-D-Mangel bei Kindern:
- Motorische Entwicklungsverzögerung, Kind beginnt später zu krabbeln/zu laufen
- Verspäteter Ausfall des Milchgebisses, schlechte Zahnschmelzentwicklung, Zahnschäden
- Gelenkschmerzen
- Probleme mit der Zahnbildung
- Rachitis, Schwächung der Knochen: Knochenverkrümmung- & -erweichung
- Schwache Muskulatur
- Schlechte Zahnbildung

2.12. Diese Anzeichen könnten auf einen Vitamin-E-Mangel hinweisen

- Verdauungsprobleme
- Trockene Haut
- Konzentrationsstörungen
- Erhöhte Infektionsanfälligkeit
- Blutarmut
- Eingeschränkte Bewegungs-Koordination
- Gleichgewichtschwierigkeiten im Stehen oder beim Gehen
- Herz- und Gefäßbeschwerden
- Müdigkeit
- Muskelschwäche und -schwund
- Reizbarkeit
- Sehschwäche
- Starkes Zittern
- Unfruchtbarkeit
- Unlust, Fortpflanzungsschwierigkeiten

2.13. Diese Anzeichen könnten auf einen Vitamin-K-Mangel hinweisen

- Verstärkte Blutungen, Blutungsneigung bei Babys in der Bauchhöhle, der Lunge, der Leber und dem Darm
- Schlechte Wundheilung

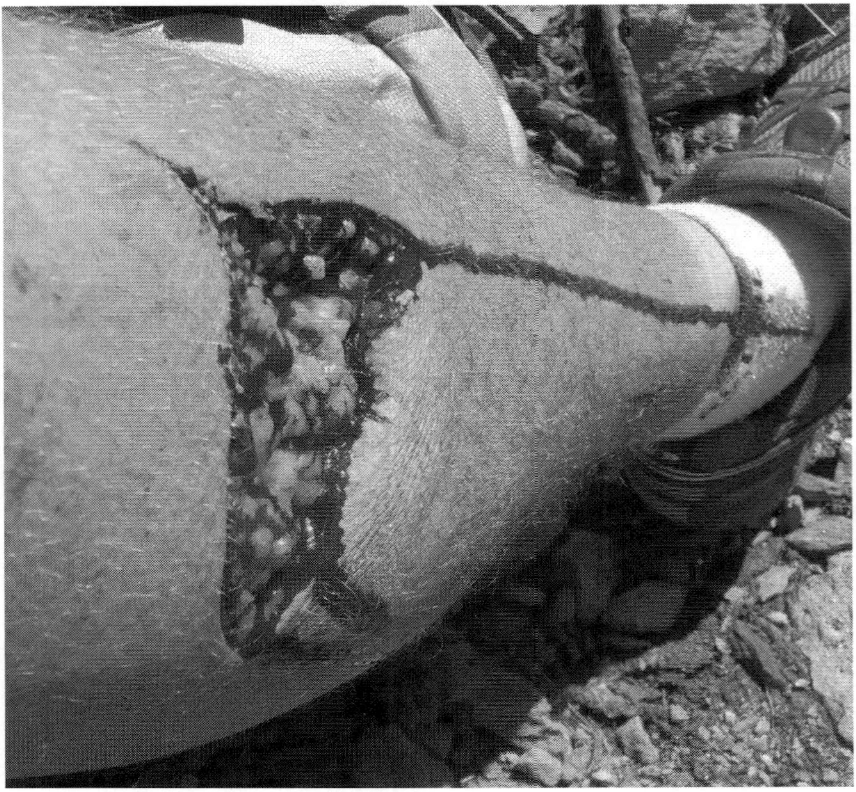

- Darmkrankheiten
- Osteoporose
- Blutungen, gehäufte Nasenbluten
- Kopfschmerzen
- Sehstörungen, Erblinden eines Auges für eine kurze Zeit
- Zahnfleischbluten nach dem Zähneputzen
- Lähmungen, die plötzlich auftreten
- Taubheitsgefühl auf einer Gesichts- oder Körperhälfte bei extremem Mangel
- Sprach- und Wortfindungsstörungen

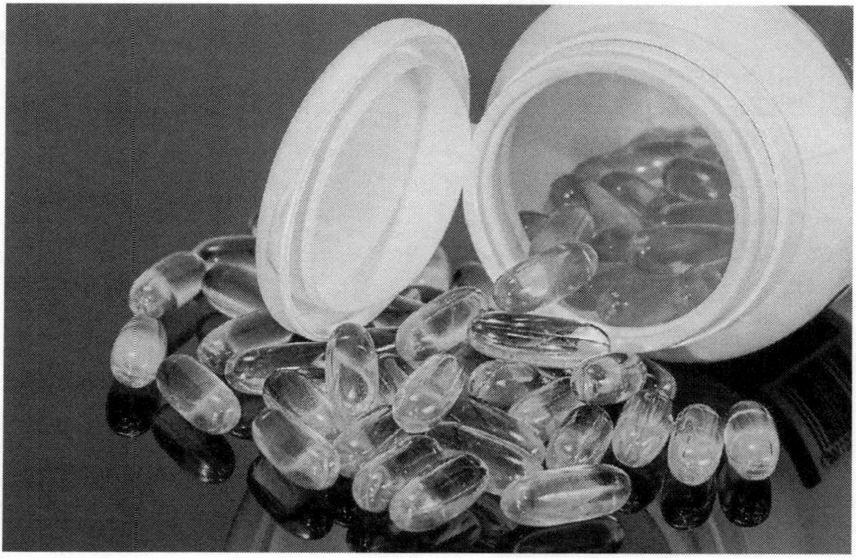

2.14. Diese Anzeichen könnten auf einen Kalziummangel hinweisen

- Knochenentkalkung
- Schwaches, schlechtes Gebiss und Knochengerüst
- Osteoporose: Poröse Zähne und Knochen
- Brüchige Nägel
- Krämpfe
- Rachitis
- Wachstumsstörungen
- Allergien
- Hoher Blutdruck
- Migräne
- Herzprobleme
- Muskelkrämpfe
- Muskelschwäche
- Verspannungen
- Zittern
- Unregelmäßiger Herzschlag
- Übelkeit
- Unruhe
- Diabetes

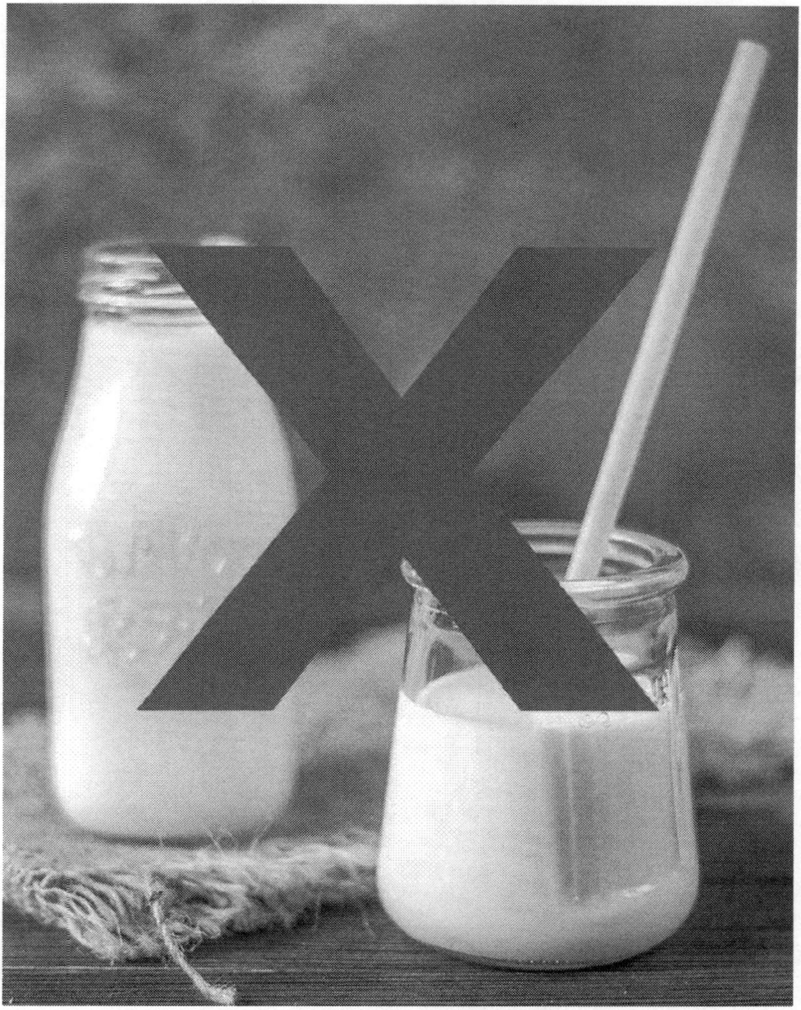
X

2.15. Diese Anzeichen könnten auf einen Magnesiummangel hinweisen

- Muskelkrämpfe
- Rasende Kopfschmerzen
- Unregelmäßiger Puls
- Antriebsmangel
- Nierensteine
- Asthma
- Osteoporose
- Depressive Verstimmungen
- Angstzustände
- PMS
- Regelschmerzen
- Fibromyalgie
- Glaukom: grüner Star
- Diabetes
- Geringe Ausdauer (bei Sportlern)
- Schlaflosigkeit

- Nächtliche Wadenkrämpfe
- Migräne
- Zahnfleischprobleme
- Zu hoher Cholesterinspiegel
- Hoher Blutdruck
- Gehörverlust
- Prostataprobleme
- Knochenschwund

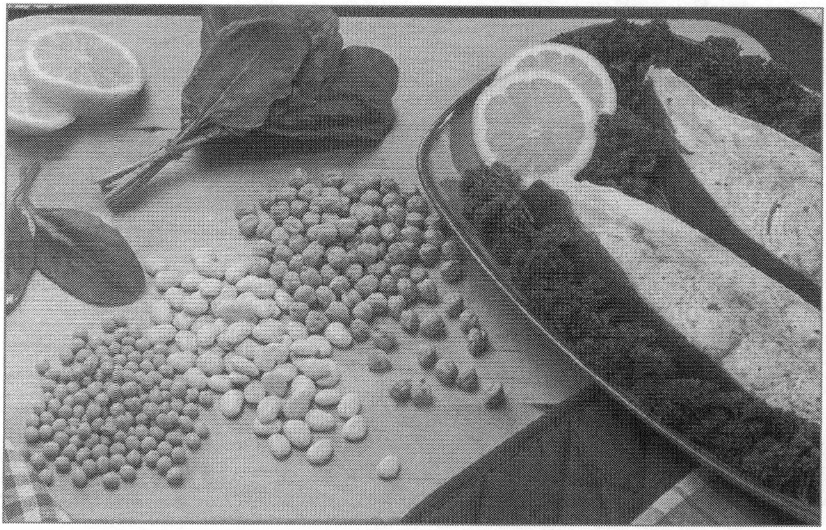

2.16. Diese Anzeichen könnten auf einen Kaliummangel hinweisen

- Erbrechen
- Benommenheit
- Muskelschwäche
- Lähmung
- Niedriger Blutdruck
- Schläfrigkeit
- Verwirrung
- Extreme Müdigkeit
- Verstopfung

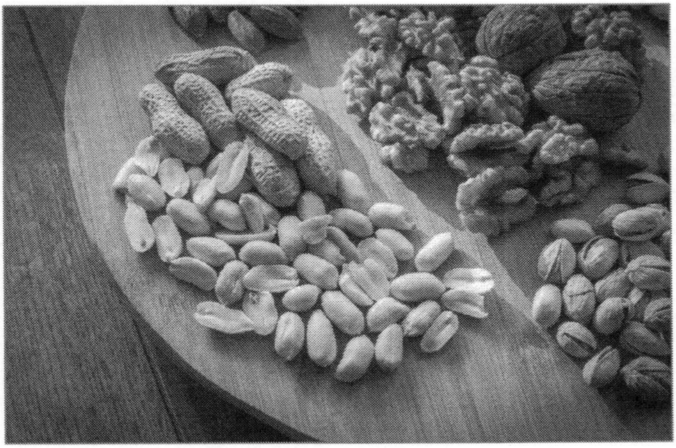

2.17. Diese Anzeichen könnten auf einen Natriummangel hinweisen

- Muskelkrämpfe, Krampfanfälle
- Zuckungen
- Niedriger Blutdruck
- Übelkeit, Erbrechen
- Appetitlosigkeit
- Müdigkeit
- Muskelschwäche
- Bewusstseinsstörungen
- Orientierungsschwierigkeiten
- Verwirrtheit
- Störungen des Geschmacksempfindens
- Störung der neurokognitiven Funktionen. Zum Beispiel werden Gangsicherheit oder Reaktionsschnelligkeit beeinträchtigt

2.18. Diese Anzeichen könnten auf einen Eisenmangel hinweisen

- Kopfschmerzen
- Schwindel
- Konzentrationsprobleme
- Eingerissene Mundwinkel
- Depressive Stimmungen
- Haarausfall
- Brüchige Nägel
- Rillen auf den Nägeln
- Blasse Haut
- Herzrasen
- Blutarmut
- Kribbeln in Händen und Beinen
- Reduzierte Ausdauerleistung, schwache Ausdauer
- Leistungsabfall
- Kurzatmigkeit, Atemnot schon bei leichter Anstrengung
- Kälteempfindlichkeit

- Vermindertes sexuelles Verlangen
- Ewige Müdigkeit, Abgeschlagenheit, schnelle Ermüdung bei sportlicher Betätigung, beim Sex
- Infektanfälligkeit
- Nächtliche Schlaflosigkeit trotz Müdigkeit

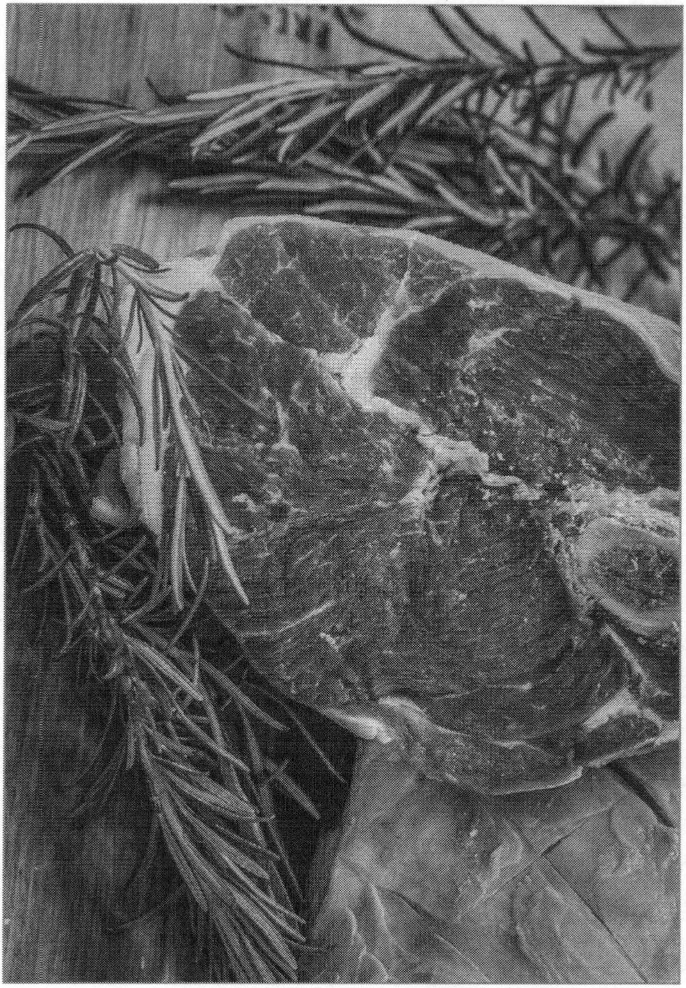

2.19. Diese Anzeichen könnten auf einen Jodmangel hinweisen

- Schilddrüsenunterfunktion mit Folgen: Müdigkeit, Antriebslosigkeit, Wachstums- und Entwicklungsstörungen bei Kindern und Ungeborenen
- Vergrößerung der Schilddrüse
- Bildung eines Kropfs
- Stoffwechselstörungen
- Verlangsamte Aktivität und Aufmerksamkeit
- Chronische Müdigkeit mit erhöhtem Schlafbedürfnis
- Antriebslosigkeit, reduzierte Leistungsfähigkeit, Lustlosigkeit
- Schlafstörungen
- Konzentrationsstörungen
- Trockene Haut
- Haarausfall
- Unerklärte Gewichtszunahme
- Zunahme des Halsumfangs
- Erhöhte Cholesterinwerte

- Atembeschwerden
- Schluckbeschwerden, Fremdkörpergefühl im Hals
- Angststörungen
- Verstopfung

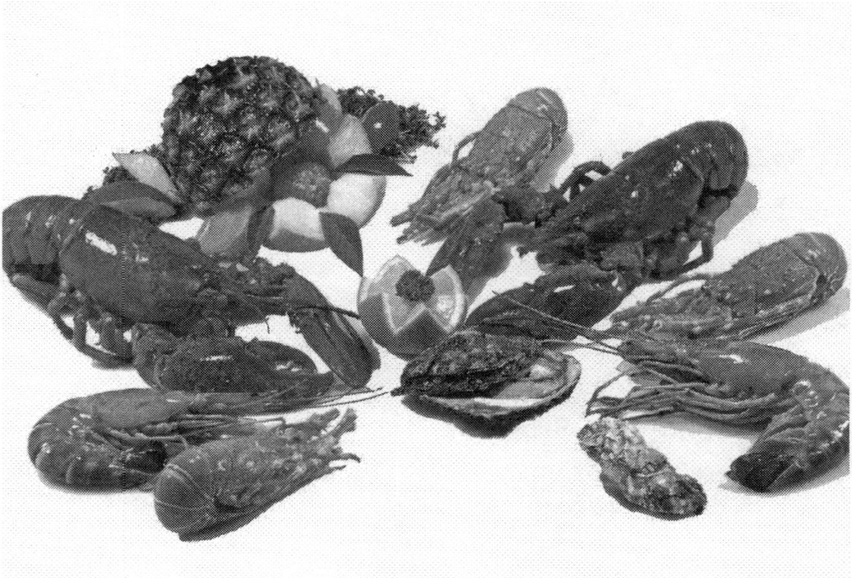

2.20. Diese Anzeichen könnten auf einen Zinkmangel hinweisen

- Verlangsamte Wundheilung
- Sexuelle Entwicklungsstörung
- Verlust des Geruchssinns
- Unfruchtbarkeit bei Männern
- Geschwächte Abwehrfunktion
- Rote Hautausschläge
- Blaue Flecken
- Arthritis
- Akne
- Alkoholabhängigkeit

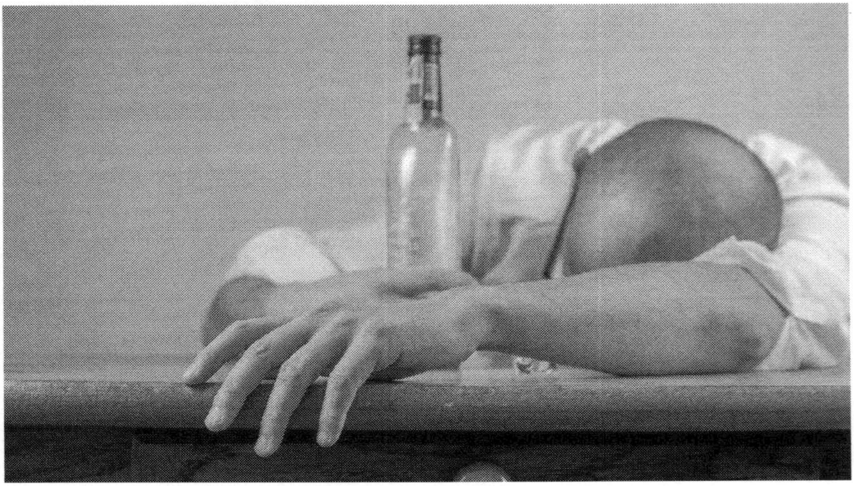

- Allergien

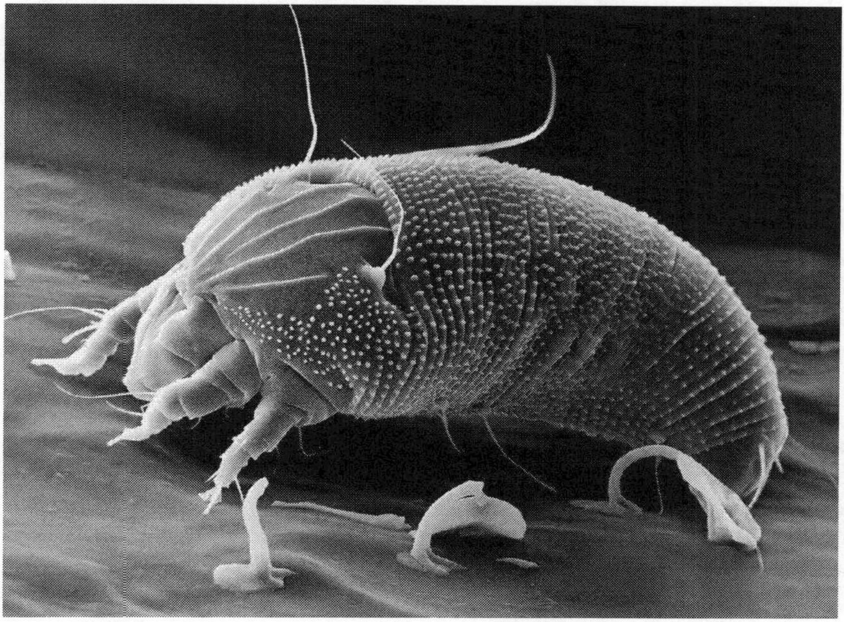

- Appetitlosigkeit
- Durchfall
- Blutarmut
- Geschmacksstörungen
- Geschwüre
- Haarausfall
- Wachstumsprobleme
- Brüchige Nägel

2.21. Diese Anzeichen könnten auf einen Selenmangel hinweisen

- Schwache Immunität
- Erhöhte Infektionsanfälligkeit
- Unterfunktion der Schilddrüse
- Verminderte Zeugungsfähigkeit bei Männern
- Altersflecken
- Verzögertes Wachstum
- Herzmuskelschäden
- Darmerkrankungen
- Müdigkeit
- Konzentrationsschwäche
- Nagelveränderungen

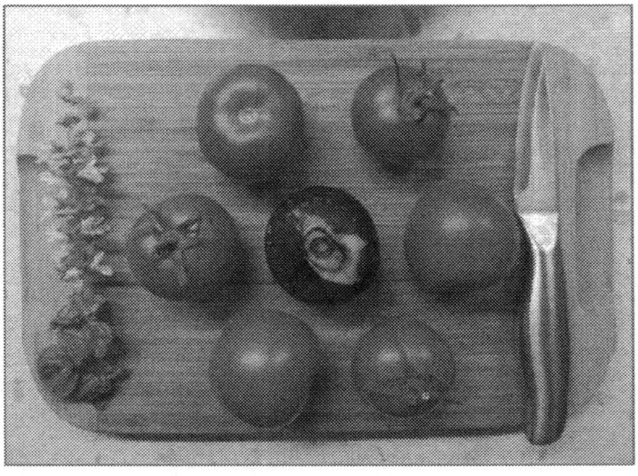

2.22. Diese Anzeichen könnten auf einen Phosphormangel hinweisen

- Verwirrung
- Appetitmangel
- Schwäche
- leichte Reizbarkeit
- Sprachprobleme
- Erhöhte Infektionsanfälligkeit
- Blutarmut
- Kalziumverlust
- Parodontose
- Knochenerweichung bzw. Rachitis bei Kindern

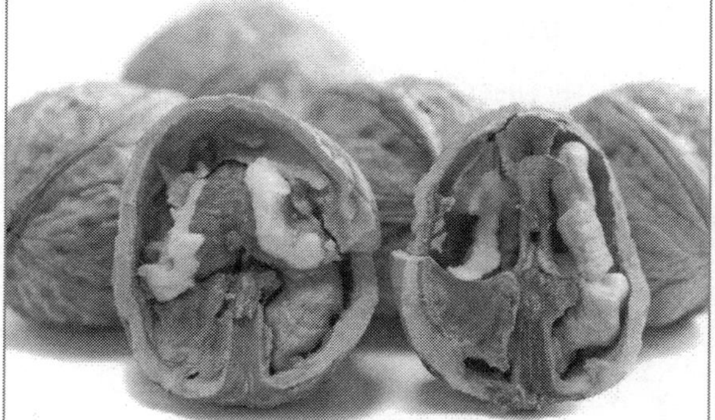

2.23. Diese Anzeichen könnten auf einen Mangel an essenziellen Fettsäuren hinweisen

- Schwächung des Immunsystems
- Haarausfall
- Muskelschwäche
- Lichtempfindlichkeit
- Überschüssiges Ohrenwachs
- Überschüssige Schuppen
- Gestörte Wundheilung
- Gänsehaut an den Oberarmen
- Aufmerksamkeitsdefizitstörung (ADS)
- Eingeschränktes Lernvermögen
- Ungenügende Entwicklung des Gehirns
- Verengung der Blutgefäße
- Sehkraftstörung
- Nierenerkrankungen
- Depressionen
- Stoffwechselstörungen
- Wachstumsstörungen
- Schlaflosigkeit
- Zittern

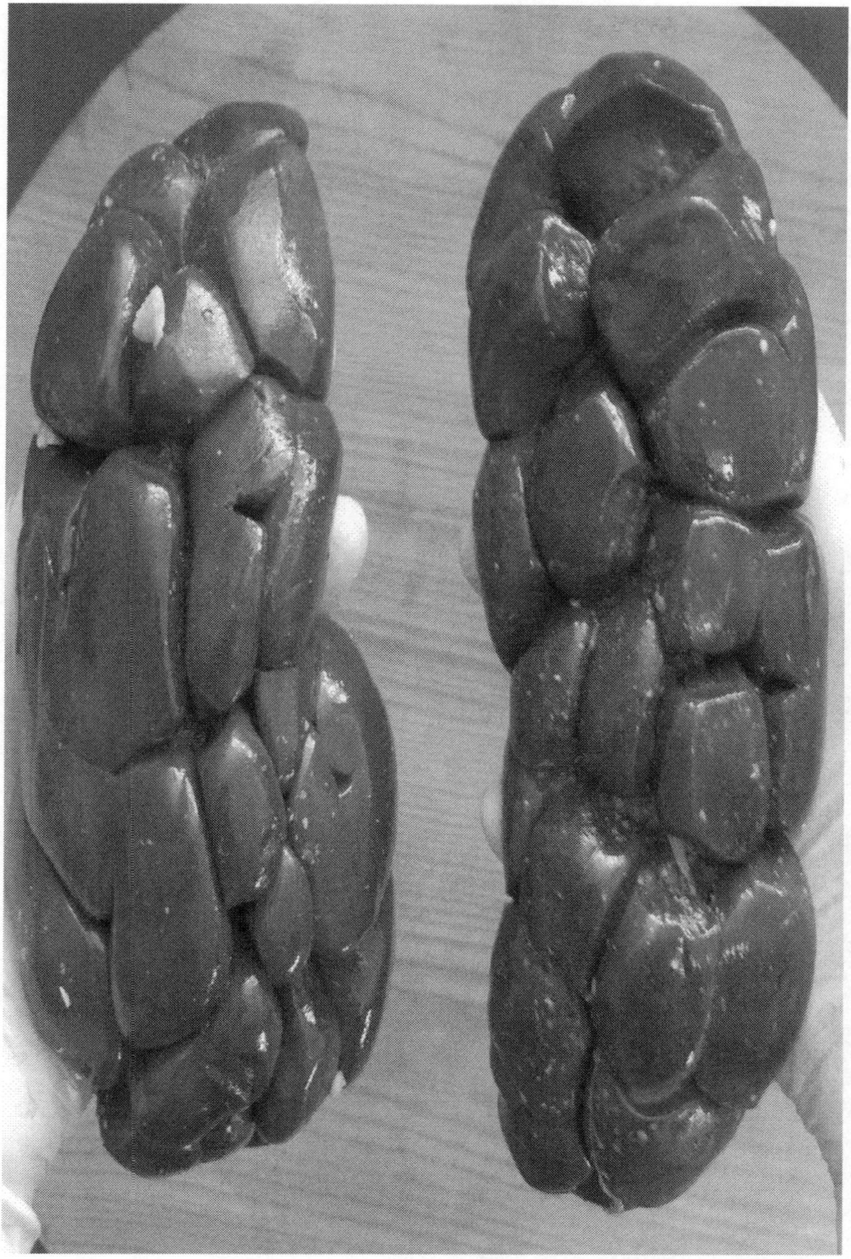

2.24. Diese Anzeichen könnten auf einen Proteinmangel hinweisen

- Haarausfall
- Dünner werdendes Haar
- Muskelkater
- Beim Sport werden keine Muskeln aufgebaut
- Geschwächtes Immunsystem

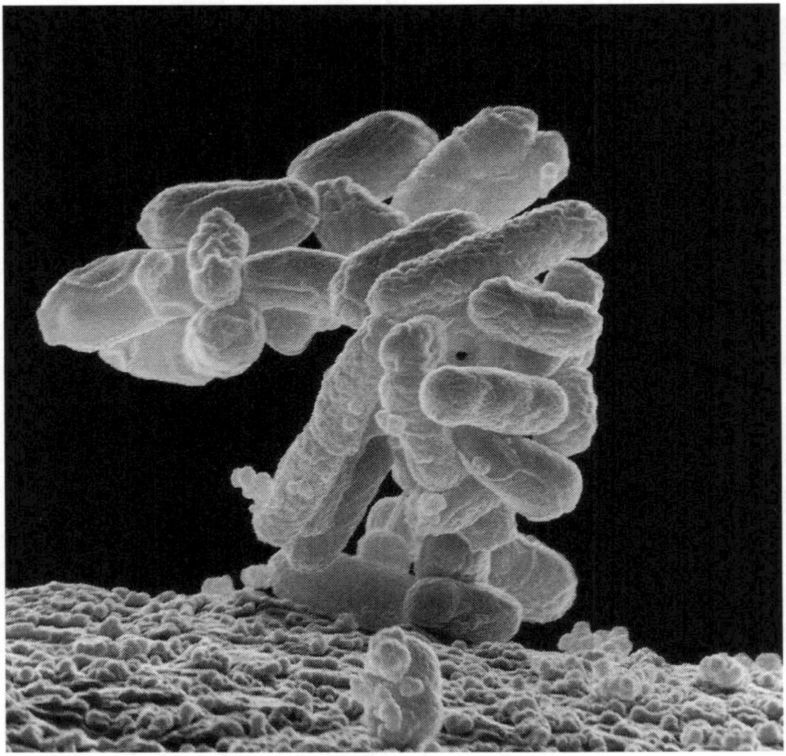

- Hervorstehen von Knochen z.B. im Gesicht
- Muskelabbau
- Muskelschwäche
- Hohe Verletzungsanfälligkeit
- Faltenbildung

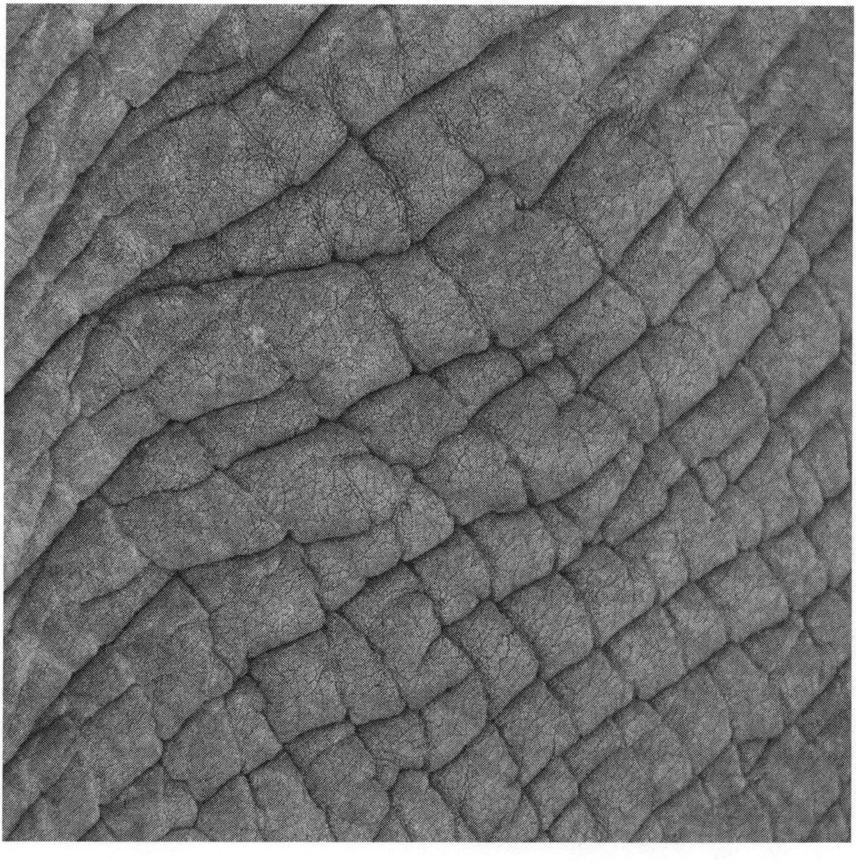

- Augenränder
- schlechte Wundheilung

3.

Körperliche Gesundheit:

Lebensmittelunverträglichkeiten erkennen

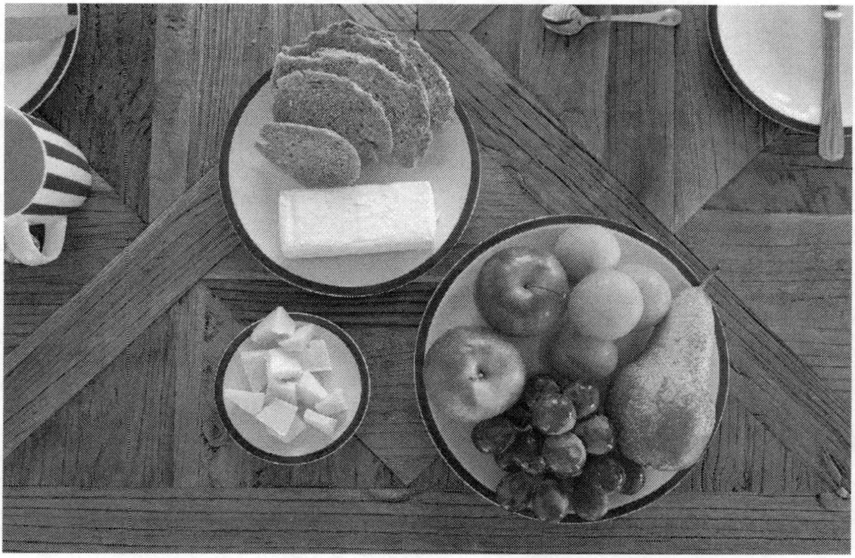

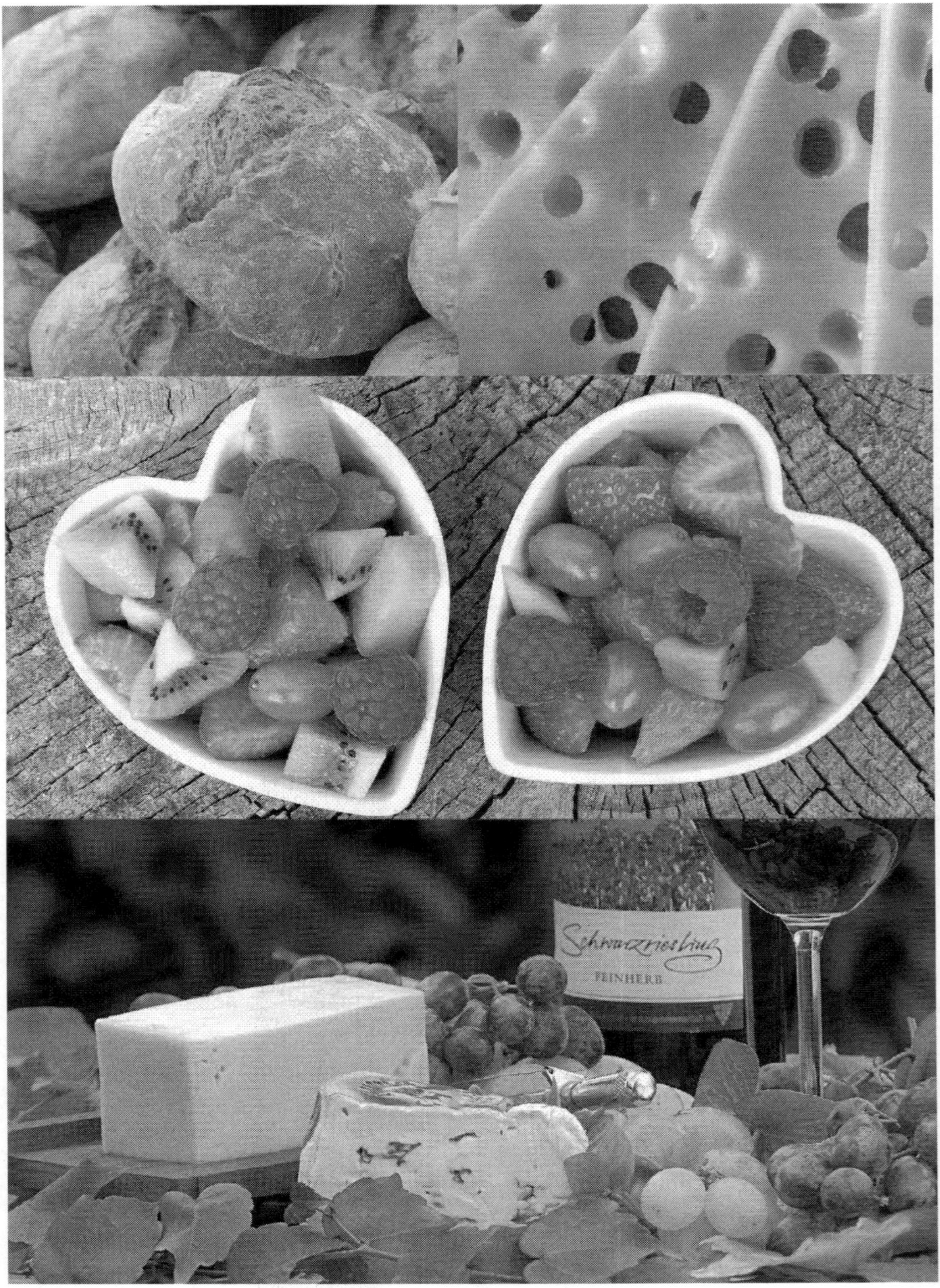
Schwarzriesling
FEINHERB

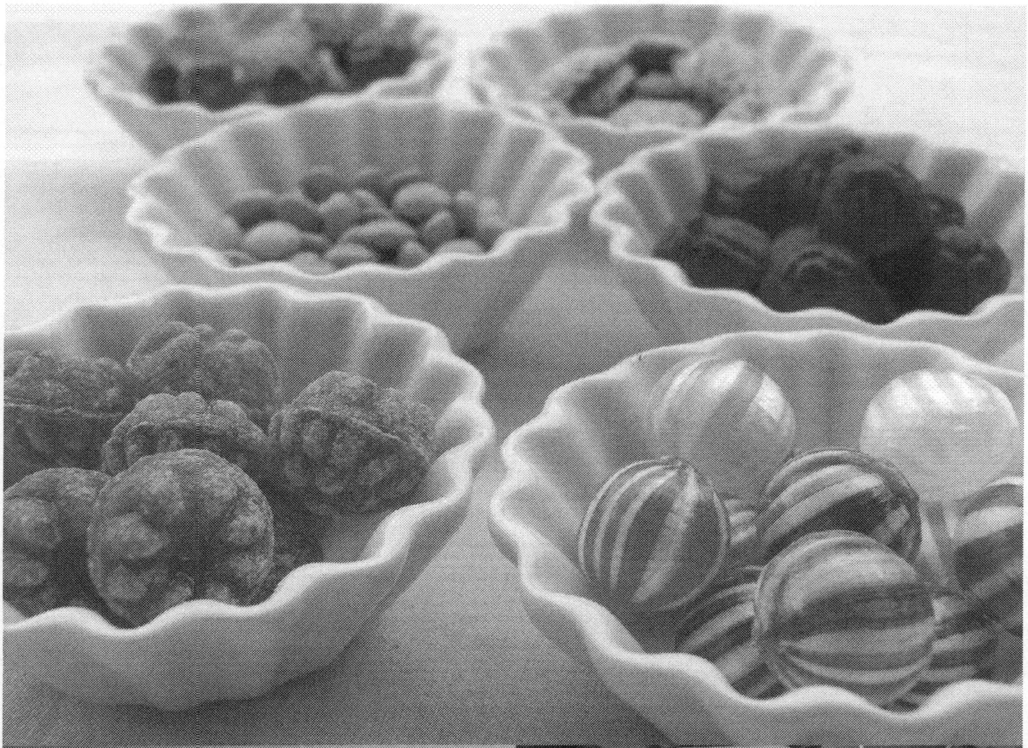

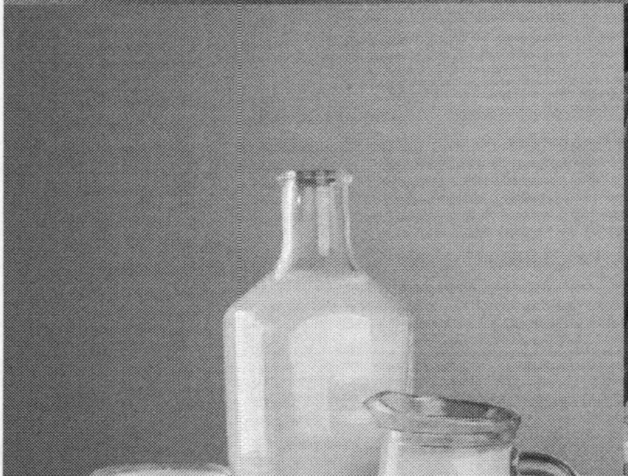

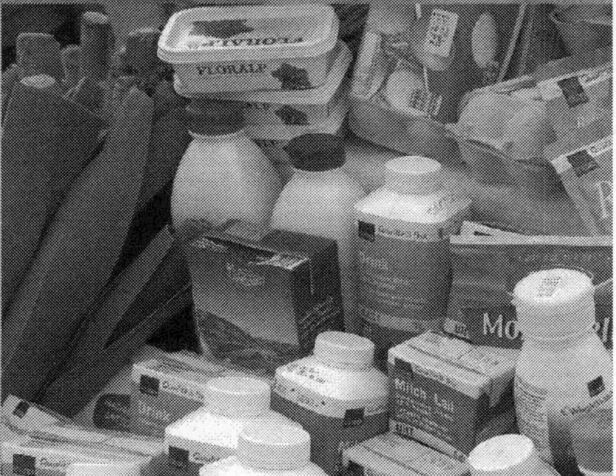
FLORALP
Milch · Lait
PAST

Lebensmittelunverträglichkeiten

– treten in der Regel allmählich auf

– Auslöser sind große Mengen

– treten nur bei häufigem Verzehr auf

Lebensmittelintoleranz oder Lebensmittelallergie?

Lebensmittelallergien sind eine unangemessene und übertriebene Reaktion des Körpers auf normalerweise harmlose Proteine. Diese werden Allergene genannt. Der Körper unterliegt einer abnormalen Immunreaktion gegen Allergene. Anschließend werden Antikörper freigesetzt, die andere Moleküle freisetzen, die für das Auftreten der Symptome verantwortlich sind.

Im Fall von **Lebensmittelintoleranzen** spielt das Immunsystem keine Rolle, stattdessen kann der Körper eine Nahrung (oder eine ihrer Komponenten) nicht verdauen. Dies kann auf das Fehlen eines Enzyms zurückzuführen sein, das für das Verdauen des Lebensmittels notwendig ist.

Wenn es nach dem Essen in Mund, im Hals oder im Rachen juckt, du plötzlich anfängst zu husten, die Nase läuft, das Schlucken schwerfällt oder Augen, Zunge, Lippen und Kehlkopf anschwellen, du Durchfall, Blähungen, Bauchkrämpfe hast, dir schlecht wird, alles wieder rauskommt, dir schwindelig wird, Pickel auf der Haut und Hautauschläge erscheinen, du Kopfschmerzen oder Migräne bekommst, dann bist du vielleicht Opfer einer Lebensmittelunverträglichkeit.

Welche Symptome deute deuten auf welche Unverträglichkeit?

3.1. Diese Anzeichen könnten auf eine Laktoseintoleranz hinweisen

Laktoseintoleranz bezeichnet die Schwierigkeit oder Unfähigkeit, die Laktose (den Milchzucker oder Zucker der Milch) zu verdauen. Laktoseintoleranz ist ein Verdauungsproblem des in der Milch enthaltenen Zuckers und seiner Nebenprodukte. Dieses wird verursacht, weil der Körper das Verdauungsenzym, genannt Laktase, zu wenig oder gar nicht produziert. Die Laktose, die nicht durch Laktase umgewandelt wird, findet sich im Darm wieder, wo sie fermentiert. Dies verursacht unangenehme Verdauungssymptome.

Die Schwere der Symptome variiert von Person zu Person. Sie ist abhängig von der verbleibenden Laktase-Aktivität und der Menge der absorbierten Laktose.

Diese Symptome der Laktoseintoleranz treten ca. 30 Minuten nach dem Verzehr von laktosehaltigen Nahrungsmitteln auf. Es kann in manchen Fällen bis zu einigen Stunden dauern, bevor die Beschwerden auftauchen.

Folgende Anzeichen könnten auf eine Laktoseintoleranz deuten:

- Blähungen
- Überschüssige Gase und Darmgurgeln
- Bauchkrämpfe, Bauchschmerzen
- Durchfall
- Kopfschmerzen und Schwindel
- Akne, Pickel, unreine Haut
- Erbrechen in den schwersten Fällen
- Nahrungsverweigerung und Koliken bei Säuglingen

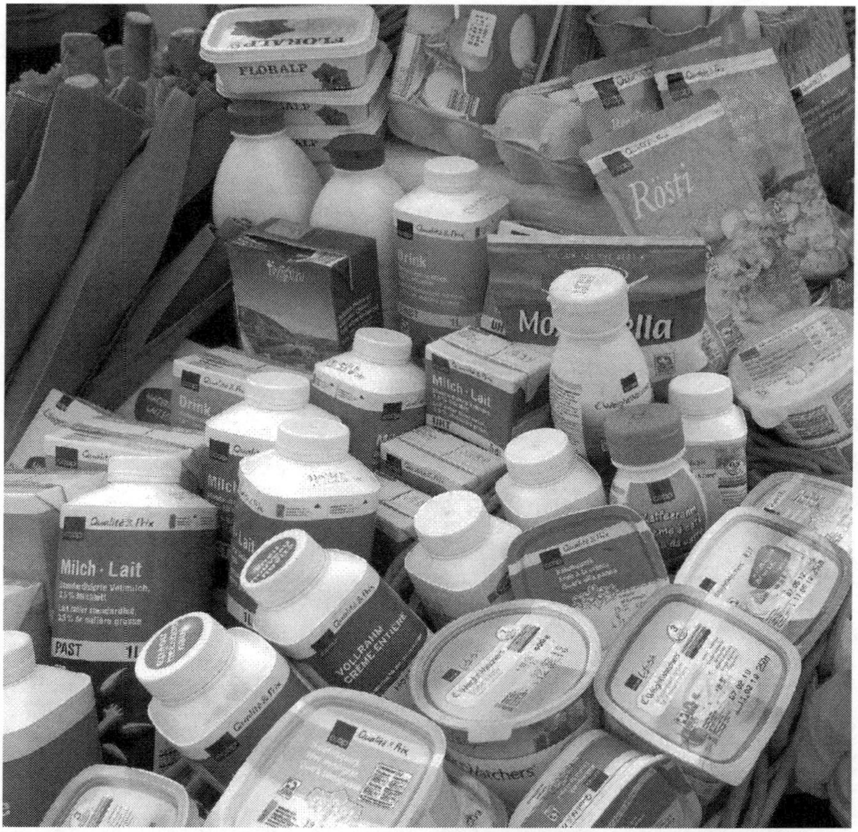
FLORALP
Rösti
Drink
Milch · Lait
Milch · Lait
PAST
VOLLRAHM
CREME ENTIERE

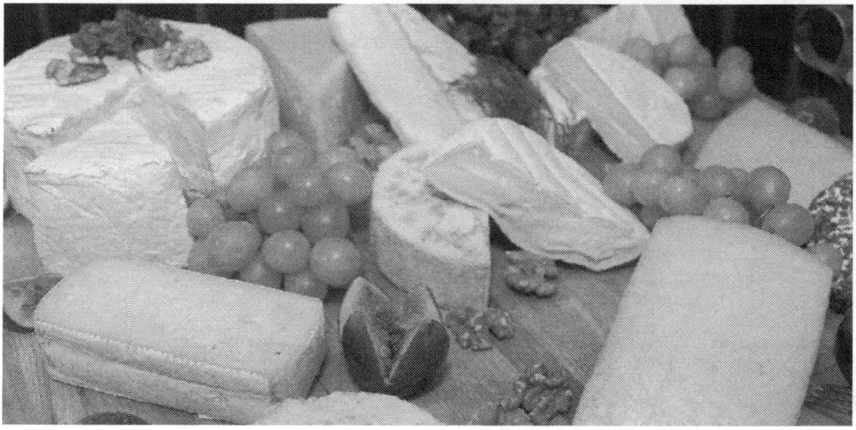

3.2. Diese Anzeichen könnten auf eine Fruktoseintoleranz hinweisen

Der Konsum von Ananas, Äpfeln, Mango, Trauben, Birnen oder Fruchtsäften kann krank machen.

Fruktoseintoleranz ist eine Störung des Fruktosestoffwechsels. Unbehandelt kann es langfristig zu schweren Verletzungen bestimmter Organe oder Gewebe kommen.

Fruktose ist ein natürlicher Zucker, der sowohl in Obst und Gemüse als auch in Honig vorkommt. Auch gewöhnlicher Haushaltszucker (Saccharose) besteht aus Fruktose (50%) und Glukose (50%), da Fruktose sehr süß schmeckt, billig und vor allem einfach und kostengünstig zu verarbeiten ist. Deswegen taucht sie auch häufig in fast allen industriell gefertigten Lebensmitteln und Fertiggerichten wie Pizza, Hamburger, Süßigkeiten, Säften, Limonaden, Dressings, Saucen, Dips, Mayonnaise, Ketchup, Light-Produkten, Eis, gesüßten Jogurts und anderen Milchprodukten, Fleischprodukten mit Zucker, Medikamenten, die Zucker enthalten, aber auch in vielen Babynahrungsmitteln auf.

Fruchtzucker wird fast ausschließlich in der Leber abgebaut.

Es gibt drei Formen der Fruktoseintoleranz:

1. **Malabsorption, die intestinale Erkrankung**

Fruktose-Malabsorption ist eine Darmkrankheit, in seltenen Fällen angeborenen Ursprungs. Es ist die häufigste Form der Fruktoseintoleranz. Der Körper kann aufgrund einer Störung (gestörtes Transportsystem) Fruchtzucker im Dünndarm nicht aufnehmen. Diese Störung wird in der Regel durch schlechte Langzeiternährung, Verschmutzungsfaktoren, dauerhaften Stress oder Medikamente verursacht. Die Intoleranz kann auch mit anderen Krankheiten zusammenhängen (wie Morbus Crohn, eine Form der chronisch-entzündlichen Darmerkrankungen oder Zöliakie, eine lebenslange Unverträglichkeit gegenüber dem Klebereiweiß Gluten) und sich als Folge einer Schädigung der Darmschleimhaut entwickeln. Fruktoseintoleranz kann dauerhaft sein, das bedeutet ein Leben lang anhalten, oder aber nur vorübergehend auftreten. Die Empfindlichkeit hängt von Person zu Person ab. Bei manchen reichen schon wenige Gramm, manchmal sogar 1 Gramm oder weniger, aus, um deutliche Symptome zu verursachen.

2. Erbliche Intoleranz, die erbliche Störung des Fruchtzuckerstoffwechsels

Diese Intoleranz resultiert aus einem angeborenen enzymatischen Mangel genetischer Herkunft. Die Symptome treten bereits beim ersten Kontakt mit fruktosehaltigen Lebensmitteln auf, schon in der Babynahrung. Menschen, die an dieser Art der Intoleranz leiden, müssen in der Regel komplett auf alle fruktosehaltigen Lebensmittel verzichten und können auch keine Sucrose oder Sorbitol enthaltende Lebensmittel zu sich zu nehmen.

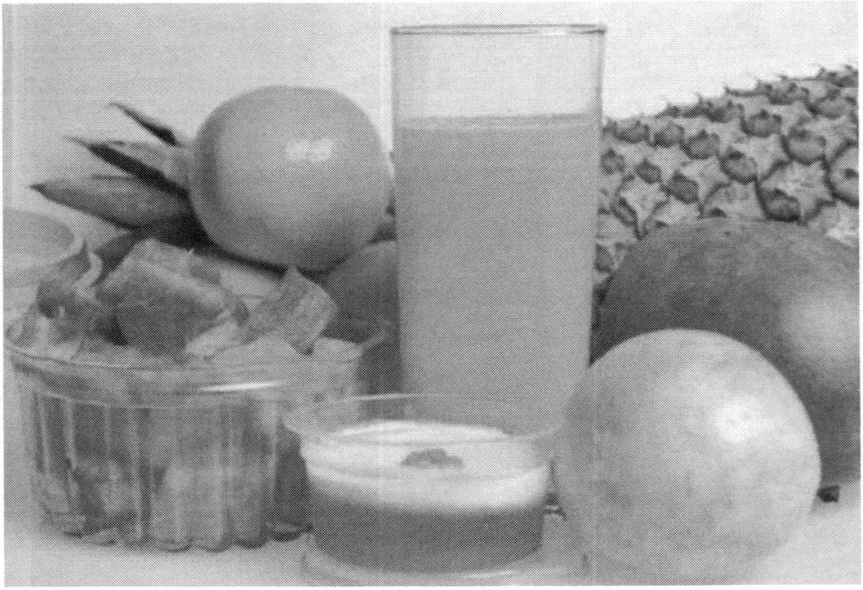

3. Fructosämie/Fructosurie, eine Anhäufung von Fruktose im Blut

Der Zucker aus der Nahrung wird nur zum Teil oder gar nicht vom Körper aufgenommen. So landet der unverdaute Zucker im Dickdarm und wird von Darmbakterien „angegriffen", mit den folgenden Symptomen.

Folgende Anzeichen könnten auf eine Fruktoseintoleranz deuten:

- Blähungen, häufiges Ablassen unangenehm riechender Darmgase
- Bauchschmerzen, Bauchkrämpfe
- Durchfall
- Erbrechen
- Verstopfung
- Reizdarm

Weitere Symptome bei erblicher Fruktoseintoleranz:

- Erkrankungen des Gastrointestinaltrakts und Anzeichen einer Hypoglykämie (niedriger Blutzuckerspiegel): Schwitzen, Blässe, Lethargie, epileptische Anfälle, Zittern.

3.3. Diese Anzeichen könnten auf eine Intoleranz gegenüber dem Zuckeraustauschstoff Sorbit hinweisen

Sorbit ist ein Zuckeralkohol (Polyol), der als Süßstoff in zuckerfreien Süßigkeiten, in Kaugummi, in diätetischen Lebensmitteln oder bei vielen Diabetiker-Lebensmitteln verwendet wird. Er wird vom Körper produziert, findet sich aber auch in Früchten, Beeren, Bier, Süßigkeiten (wie Bonbons, Kaugummi, Schokolade), als Feuchthaltemittel in Produkten wie Senf, Mayonnaise, Ketchup, Salatdressing, Gebäck (wie Brot Toastbrot, Biskuit, Kuchen, Muffins), Müsli, in Diabetiker-Lebensmitteln, da der Köper diesen Zuckeraustauschstoff auch ohne Insulin verwerten kann, aber auch in einigen Medikamenten (Mundwasser, Hustensirup und Abführmittel) sowie in Kosmetika.

Bei einer Sorbitintoleranz (Sorbitunverträglichkeit) kann der Zuckeralkohol Sorbit, auch Sorbitol genannt, im Darm (Dünndarm) nicht vollständig oder gar nicht verwertet werden. Die Aufnahmekapazität für den Zuckeralkohol im Dünndarm ist bei allen Menschen begrenzt, deswegen führt eine Menge von 20-50g am Tag stets zu einer Unverträglichkeit.

Fruktoseintoleranz und Sorbitintoleranz treten häufig gemeinsam auf und haben ähnliche Symptome (siehe vorheriges Kapitel über Fruktoseintoleranz).

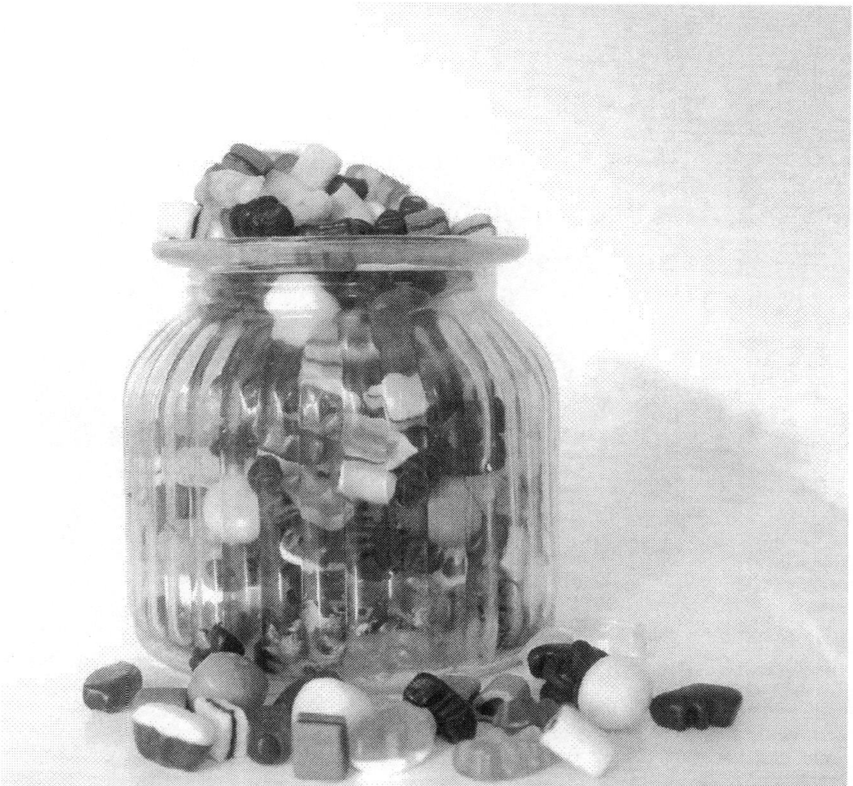

3.4. Diese Anzeichen könnten auf eine Glutenintoleranz (Zöliakie) hinweisen

Gluten ist ein Getreidebestandteil, eine Proteinmischungsmasse, die den Teig bindet, es ist unlöslich in Wasser und ist zuständig für die viskoelastischen Eigenschaften des Mehls. Bei einer Glutenintoleranz greift das Gluten die Schleimhaut des Dünndarms an, was zu Stoffwechselstörungen und Vitamin- und Mineralstoffmangel führt. Gluten kommt vor allem in den Getreidearten Weizen, Dinkel, Roggen und Gerste vor.

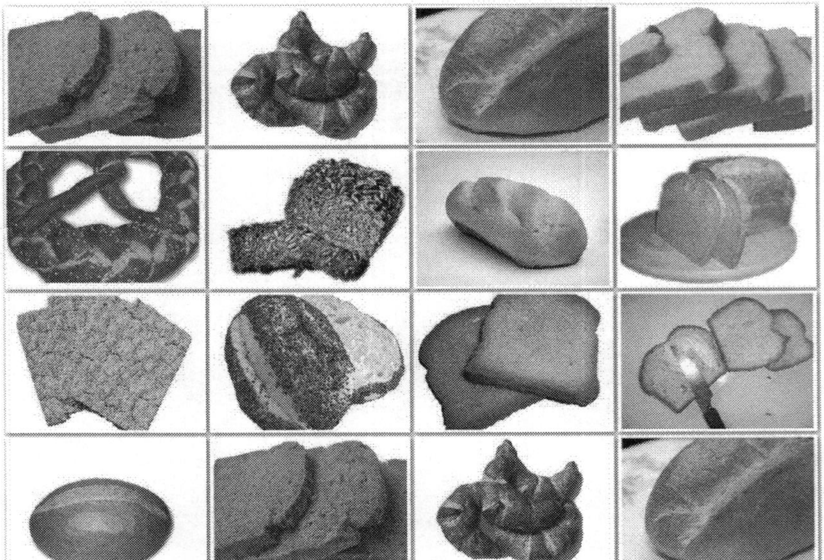

Unterschied Glutenunverträglichkeit und Zöliakie

Obwohl der Begriff „Glutenunverträglichkeit" häufig verwendet wird, handelt es sich bei der Zöliakie nicht wirklich um eine Nahrungsmittelunverträglichkeit, da eine Immunreaktion involviert ist. Die Zöliakie ist daher eine Autoimmunerkrankung, die durch die Aufnahme von Gluten hervorgerufen wird.

Die Anzeichen für Glutenintoleranz variieren von Person zu Person. **Doch folgende Anzeichen deuten häufig auf eine Zöliakie hin:**

- Ängste
- Autoimmunkrankheiten wie rheumatoide Arthritis, Colitis Hashimoto, Multiple Sklerose
- Bauchkrämpfe, Bauchschmerzen
- Blähungen
- Durchfall
- Übelkeit bis zum Erbrechen
- Verstopfung
- Gedächtnis-, Konzentrations- und Aufmerksamkeitsverlust
- Gewichtsverlust oder -zunahme ohne Erklärung

- Gliederschmerzen
- Hautausschläge und Geschwüre im Mund
- Hormonelle Störungen
- Juckreiz
- Laktoseintoleranz
- Migräne und Kopfschmerzen ohne Grund
- Müdigkeit, Erschöpfung
- Muskelschwäche
- Neurologische Beschwerden
- Schlechte Laune, Depression
- Schwindel-, Benommenheitsgefühl
- Trockene Haut
- Bei Kindern: Wachstumsstörung
- Bei Frauen: Menstruationsstörungen. Die Folgen dieser Störungen können Unfruchtbarkeit und Fehlgeburten sein.

3.5. Diese Anzeichen könnten auf eine Histaminintoleranz hinweisen

Histamin, ein Eiweißabbau-Produkt, gehört zur Gruppe der biogenen Amine. Es ist ein Molekül und wird natürlicherweise vom Körper produziert, aber auch durch bestimmte Nahrungsmittel zugeführt. Die Hauptfunktion von Histamin besteht darin, Fremdstoffe zu zerstören. Einige Lebensmittel enthalten besonders viel Histamin: fermentierte Lebensmittel wie Sauerkraut, Bier, reife Käse, Wein, Backwaren mit Hefe, Salami, abgelaufene Lebensmittel und bestimmte Sorten Fisch oder Gemüse.

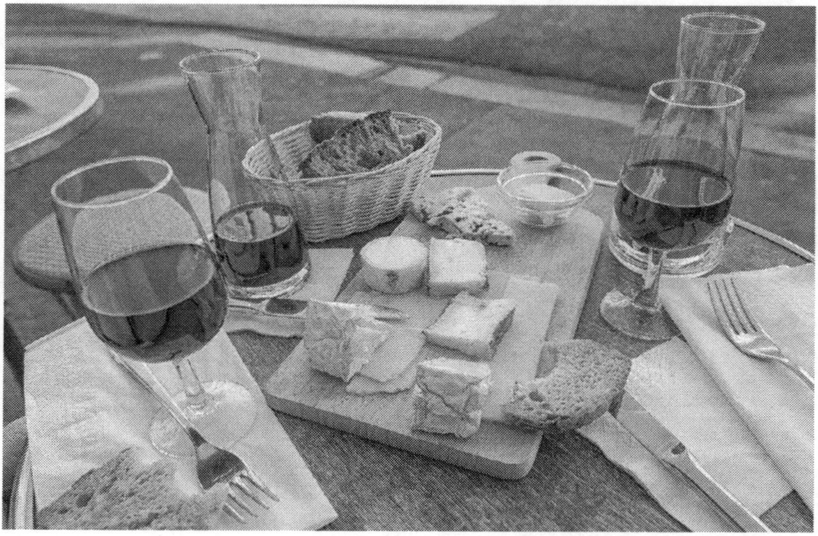

Histamin wird im Körper durch die Wirkung eines Enzyms, der Diaminoxidase, zerstört. Bei Menschen mit Histaminintoleranz ist die Aktivität dieses Enzyms reduziert. Deswegen gibt es zu viel Histamin im Körper. Das vom Körper produzierte und von der Nahrung aufgenommene Histamin kann nicht mehr oder nur teilweise abgebaut werden, was zu Störungen führt.

Frauen sind deutlich häufiger betroffen und deswegen vermutet man, dass die Krankheit mit einem Östrogenrückgang zusammenhängt.

Folgende Anzeichen könnten auf eine Histaminintoleranz deuten:

- Juckreiz
- Herzklopfen
- Hypotonie, ein für die Aufrechterhaltung normaler Körperfunktionen zu niedriger Blutdruck
- Hypertonie: Bluthochdruck in den Schlagadern
- Schlaflosigkeit
- Asthma
- Schnupfen
- Durchfall

- Nahrungsmittelintoleranzen
- Große Müdigkeit
- Depression
- Gelenk- und Muskelschmerzen
- Brennendes Gefühl im Hals
- Rötungen im Gesicht
- Hautausschlag
- Ödeme im Gesicht
- Kribbeln der Haut
- Hitzewallungen
- Kopfschmerzen

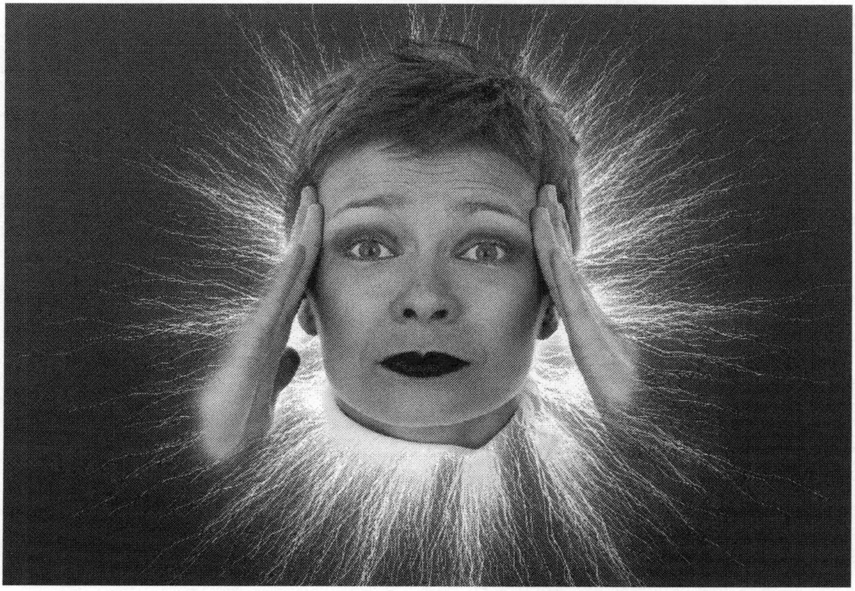

4.

Körperliche Gesundheit:

Lebensmittelallergien

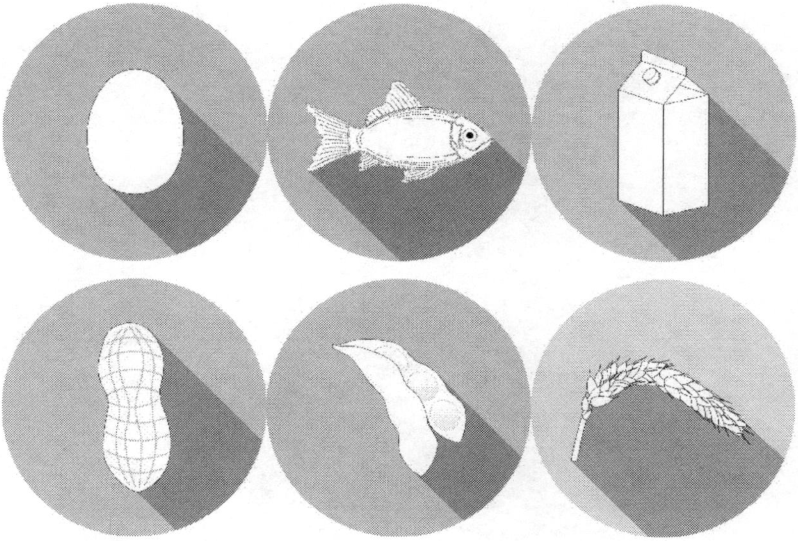

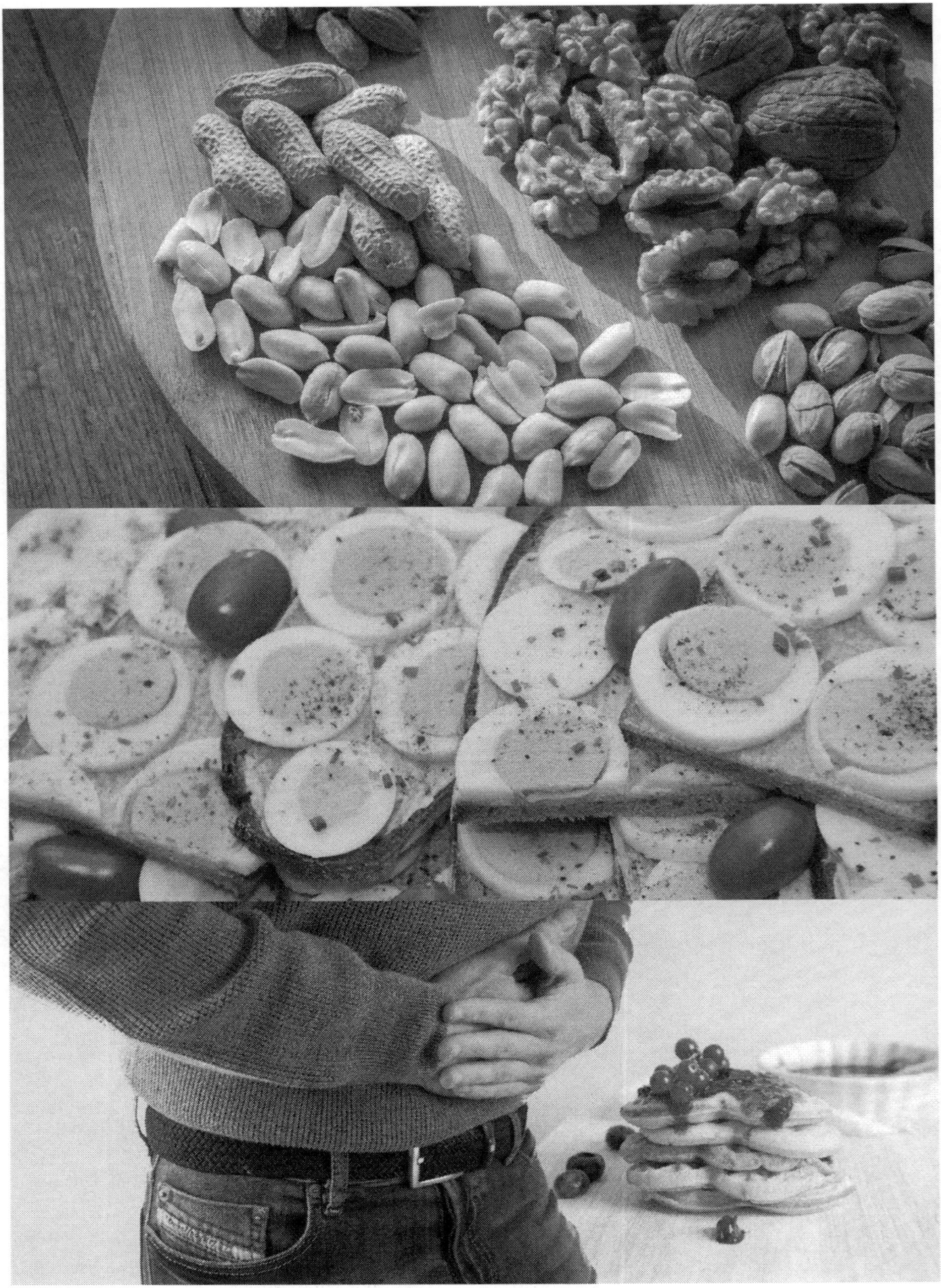

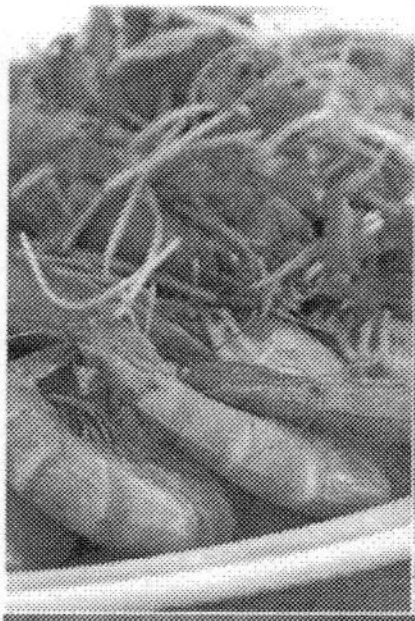
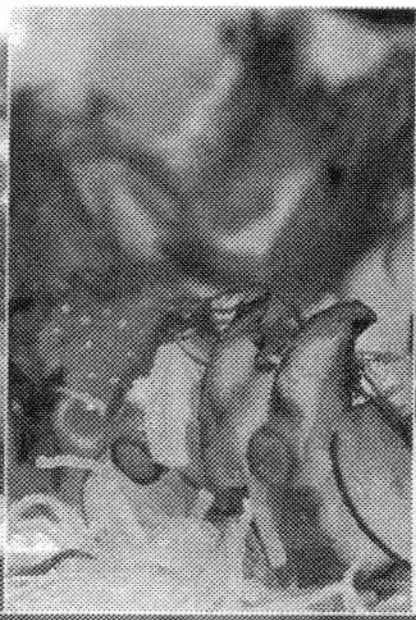
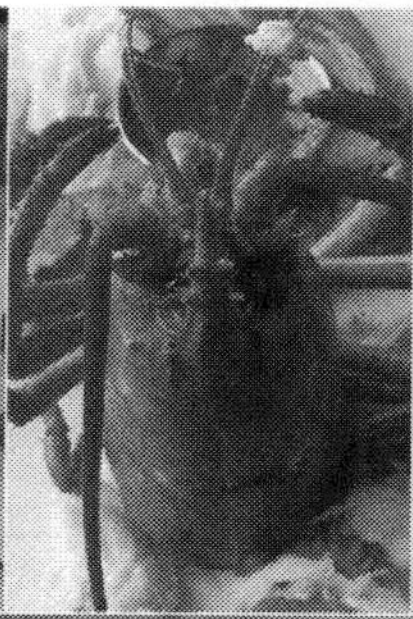
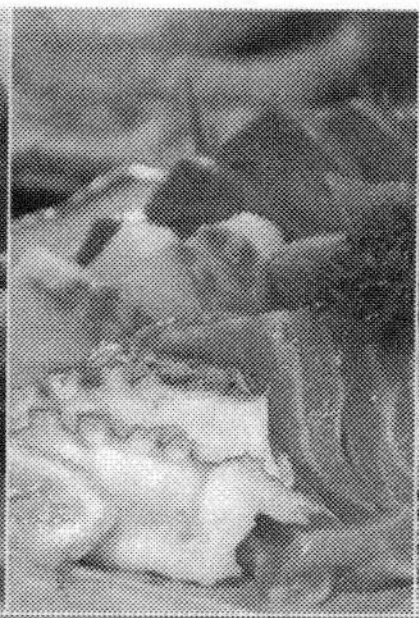
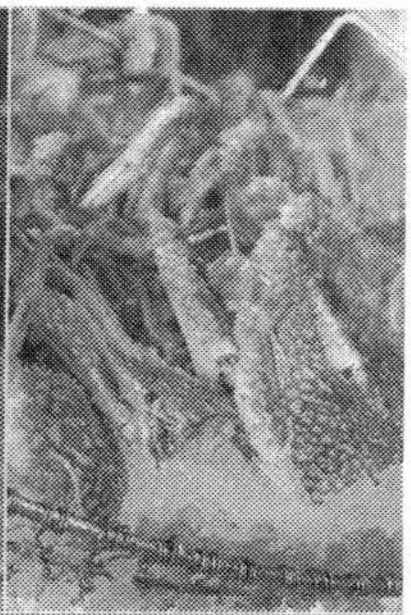
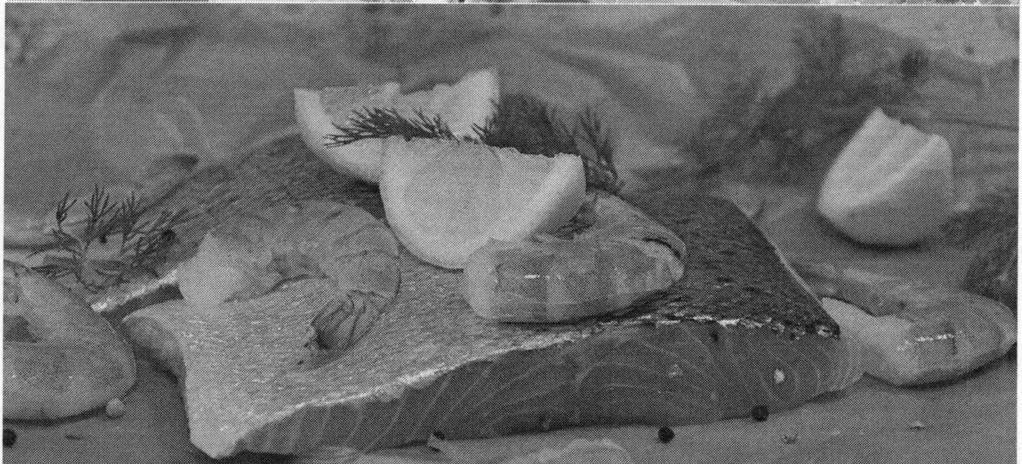
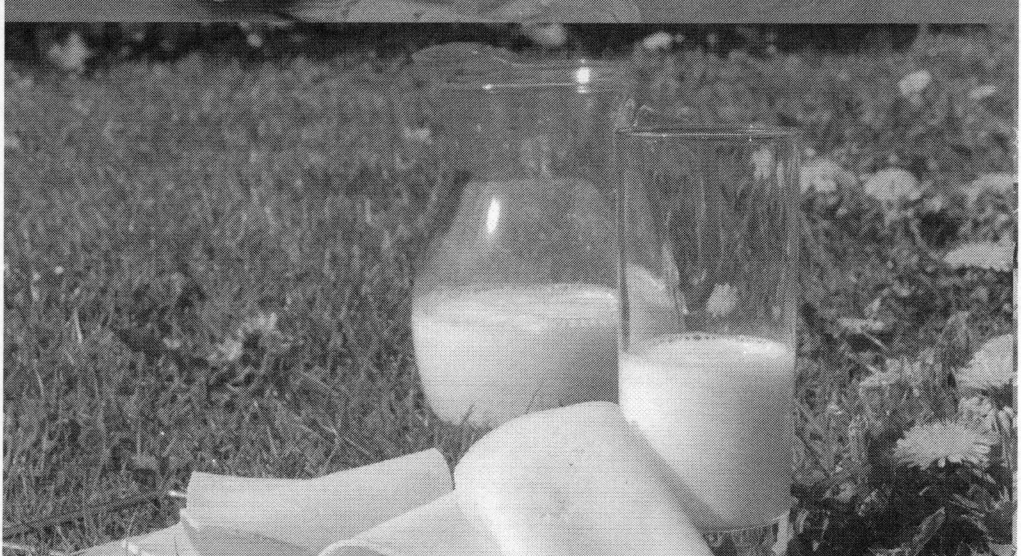

Lebensmittelallergien

– treten in der Regel plötzlich auf

– Auslöser können schon kleine Mengen sein

– treten bei jedem Verzehr des Lebensmittels auf

– können lebensbedrohlich sein

Lebensmittelintoleranz oder Lebensmittelallergie?

Lebensmittelallergien sind eine unangemessene und übertriebene Reaktion des Körpers auf normalerweise harmlose Proteine. Diese werden Allergene genannt. Der Körper unterliegt einer abnormalen Immunreaktion gegen Allergene. Anschließend werden Antikörper freigesetzt, die andere Moleküle freisetzen, die für das Auftreten der Symptome verantwortlich sind.

Im Fall von **Lebensmittelintoleranzen** spielt das Immunsystem keine Rolle, stattdessen kann der Körper eine Nahrung (oder eine ihrer Komponenten) nicht verdauen. Dies kann auf das Fehlen eines Enzyms zurückzuführen sein, das für das Verdauen des Lebensmittels notwendig ist.

Der Prozess der Nahrungsmittelallergie findet in zwei Schritten statt:

1. Ein erster Kontakt des Körpers mit dem Allergen sensibilisiert ihn.
2. Eine Reaktion tritt auf, wenn der Körper wieder mit dem Allergen in Kontakt kommt: Das ist dann die Allergie.

Nahrungsmittelallergien manifestieren sich also nach wiederholtem Kontakt mit dem Allergen. Die bekannteste Form der Nahrungsmittelallergie ist die unmittelbare Allergie: Sie löst die Produktion des Antikörpers IgE aus, das spezifisch gegen das betreffende Allergen gerichtet ist.

Lebensmittelallergien bei Kindern

Die früheste Form ist die Kuhmilcheiweißallergie, die ab einem Alter von 3 Wochen auftreten kann. Bei Säuglingen sind das Ei, die Erdnuss und die Milch die häufigsten Allergene. Kinder im Alter von 1 bis 3 Jahren sind am häufigsten von Nahrungsmittelallergien betroffen. Bis zum Alter vom 15 Jahre sind Jungen stärker von Nahrungsmittelallergien betroffen. Kinder sind häufig auf tierische Proteine allergisch.

Allergien gegen Eier und Milch nehmen mit dem Alter ab, während die Erdnussallergie dauerhaft ist.

Häufig auftretenden Allergien:

- Ei
- Erdnüsse und andere Nüsse
- Kuhmilcheiweiß (Muttermilch verursacht keine Allergie)
- Senf
- Fisch
- Gluten

Lebensmittelallergie bei Erwachsenen

Bei 1/3 aller Menschen zwischen 15 bis 30 begannen die Allergien in der Kindheit. Anders als bei den Kindern, sind bei den über 15jährigen Frauen am ehesten allergisch gegen Nahrungsmittel.

Über 3/4 aller Allergien im Erwachsenenalter sind auf Proteine pflanzlichen Ursprungs zurückzuführen. Dies sind Allergien gegen Erdnüsse, Eier, Weizenmehl, Sesam, Fische, Krebstiere, Weichtiere, Gluten.

In den letzten Jahren haben Nahrungsmittelallergien gegen Obst, Samen und Gemüse wie Äpfel, Avocados, Bananen, Ananas, Mangos, Pflaumen, Pfirsiche, Aprikosen, Erdbeeren, Trauben, Kastanien, Chili, Sellerie, Senf, Sesam, Lupinen und Soja zugenommen.

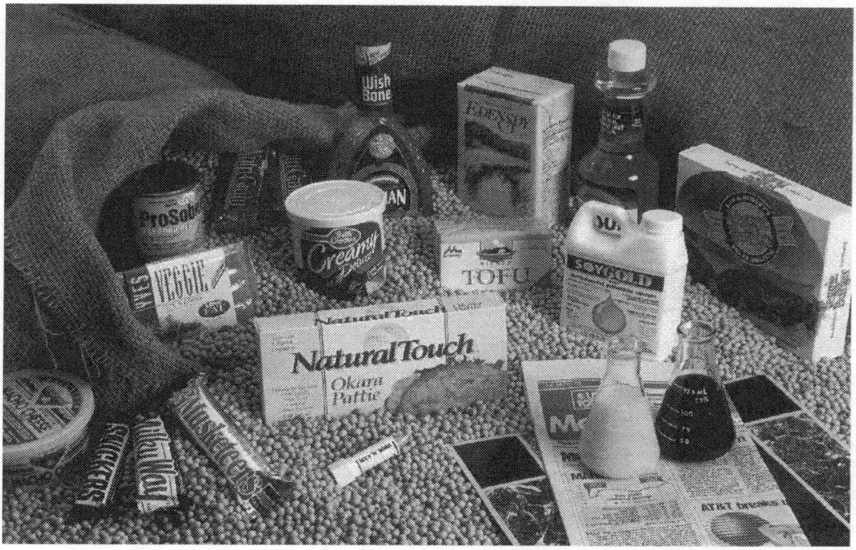

Mehrere Faktoren können das Auftreten einer Nahrungsmittelallergie beeinflussen:

Genetik: Erblich

Die Umwelt: Die Person ist empfindlich gegenüber Umweltfaktoren (Verschmutzungen)

Essen und Lebensmittel: Die Person hat manchmal zu früh eine Diversifizierung des Essens erfahren

4.1. Diese Anzeichen könnten auf eine Lebensmittelallergie hinweisen

Symptomatische Beschwerden können entweder kurz nach dem Verzehr, aber auch verzögert, der betreffenden Lebensmittel auftreten:

- **Beschwerden im Magen-Darm-Trakt:** Bauchschmerzen und -krämpfe, Übelkeit mit oder ohne Erbrechen, Durchfall, Verstopfung, häufiges Aufstoßen, Dysphagie (Schluckstörungen), Sodbrennen, Nahrungsverweigerung, Koliken (bei Säuglingen)
- **Beschwerden im Bereich der Haut:** Rötungen, Ausschläge, Juckreiz, Entzündungen, Pusteln und Schwellungen (Lippen, Gesicht und Gliedmaßen), Nesselsucht
- **Beschwerden im Mund-Nasen-Rachen-Raum:** Pfeifende oder schwere Atmung, laufende Nase, Schnupfen, chronischer Husten, Halsschmerzen, Anschwellungen in Hals- und Mund-Bereich, Keuchen, Würgen, Atemnot, asthmatische Anfälle

- **Bei schweren Allergien ein lebensbedrohlicher anaphylaktischen Schock**
  Akute Reaktion des Immunsystems innerhalb weniger Minuten, die beispielweise Schwellungen und juckenden Ausschlag, Atemnot und Kreislaufbeschwerden bis hin zu Bewusstlosigkeit, Kreislaufzusammenbruch und Atemstillstand verursacht
- **Herz-Kreislauf-Symptome:**
  Blässe, schwacher Puls, Schwindel, Bewusstseinsverlust
- **Allgemeine Symptome**
  - Müdigkeit
  - Abgeschlagenheit
  - Unruhe
  - Ängstlichkeit
  - Schlafstörungen
  - andauerndes Schreien (Säuglinge)

4.2. Häufige Lebensmittelallergien

4.2.1 Milcheiweißallergie

Hier reagiert das Immunsystem stark auf Proteinefraktionen in Milch, Kasein und Molkeneiweiß und somit auf die Milch aller Tierarten.

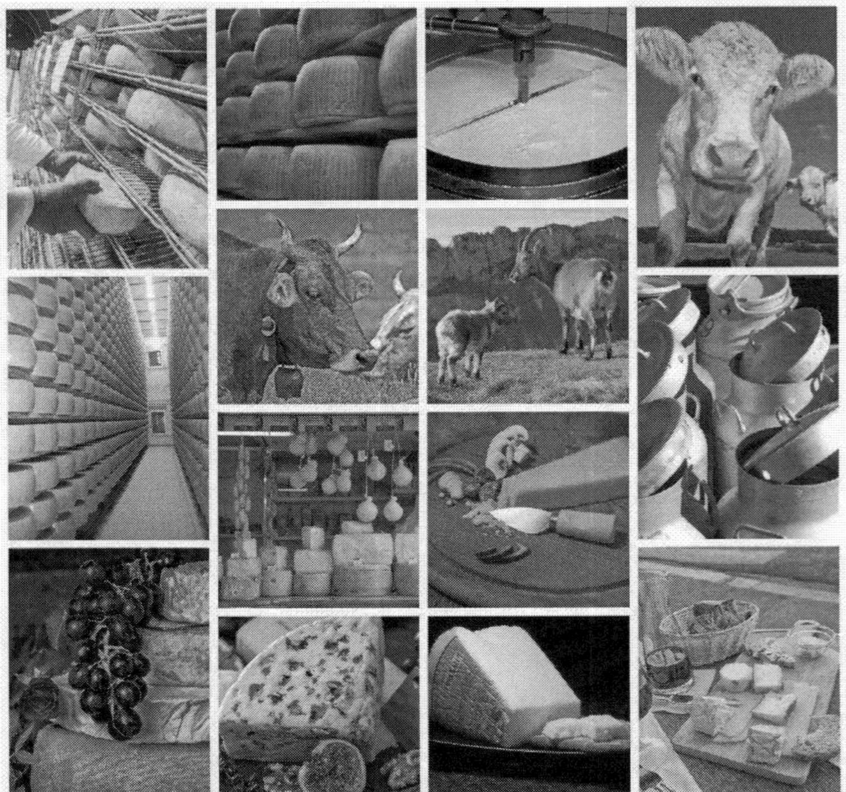

4.2.2 Hühnereiweißallergie

Das Immunsystem erkennt Eiweiße des Eis (Eigelb sowie Eiklar) und nimmt es als gefährlichen Eindringling, der bekämpft werden muss, wahr. Das führt zu heftigen Reaktionen wie:

- Nesselsucht
- Ausschlag
- Juckreiz
- Quaddelbildung
- Bauchkrämpfe
- Durchfall
- Übelkeit
- Erbrechen

Es reichen kleinste Mengen an Hühnereiweiß, um die allergische Reaktion auszulösen.

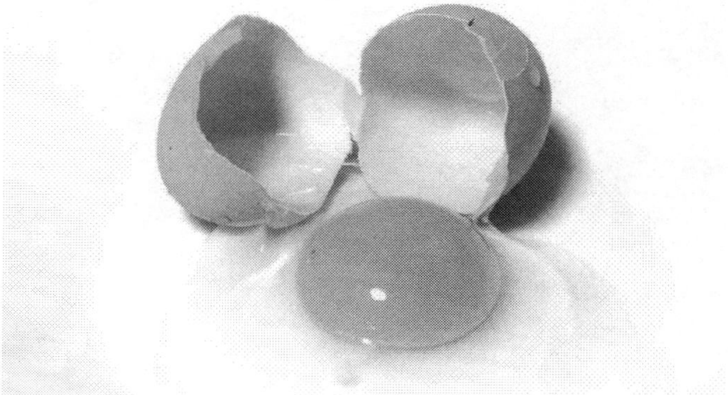

4.2.3 Fischallergie

Eine Fisch- oder auch Meeresfrüchteallergie ist eine abnormale und übertriebene Reaktion des Immunsystems nach der Einnahme dieser Nahrungsmittel, sogar nach dem Einatmen der Kochdämpfe oder manchmal auch nur nach Hautkontakt. Verantwortlich dafür ist ein Protein in den Zellen des weißen Muskelfleisches von Fisch: Meeresfrüchte sind eines der häufigsten Allergene.

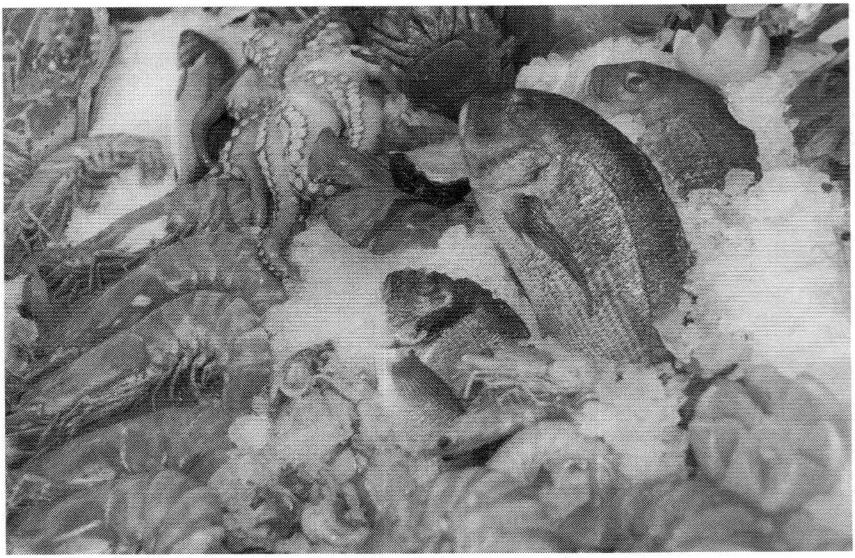

4.2.4 Weizenallergie

Eine Weizenallergie ist die übermäßige immunologische Reaktion des Körpers auf den Verzehr von Weizen. Wenn du an einer Weizenallergie leidest, glaubt dein Immunsystem, dass Weizenprotein gefährlich ist und löst deswegen verschiedene Symptome aus.

Weizenallergien können viele Formen annehmen. Die Allergien werden von verschiedenen Weizenproteinen (-bestandteilen wie Albumin, Globuline oder dem Klebereiweiß Gluten) ausgelöst. Kinder sind stärker davon betroffen als Erwachsene. Während die Allergie bei Kindern allerdings fast von allein wieder vollständig verschwindet, bleibt sie bei Erwachsenen häufig lebenslang bestehen.

Weizenallergie oder Zöliakie?

Wenn man an einer **Weizenallergie** leidet, reagiert das Immunsystem auf die Proteine im Weizen. Eine Allergie gegen Weizen verursacht keine (dauerhaften) Schäden im Darm.

Bei einer **Zöliakie** ist das anders. In diesem Fall schädigt ein bestimmtes Protein, das Gluten (Klebereiweiß), den Dünndarm, wodurch die Fähigkeit des Körpers beeinflusst wird, mehrere wichtige Nährstoffe zu absorbieren.

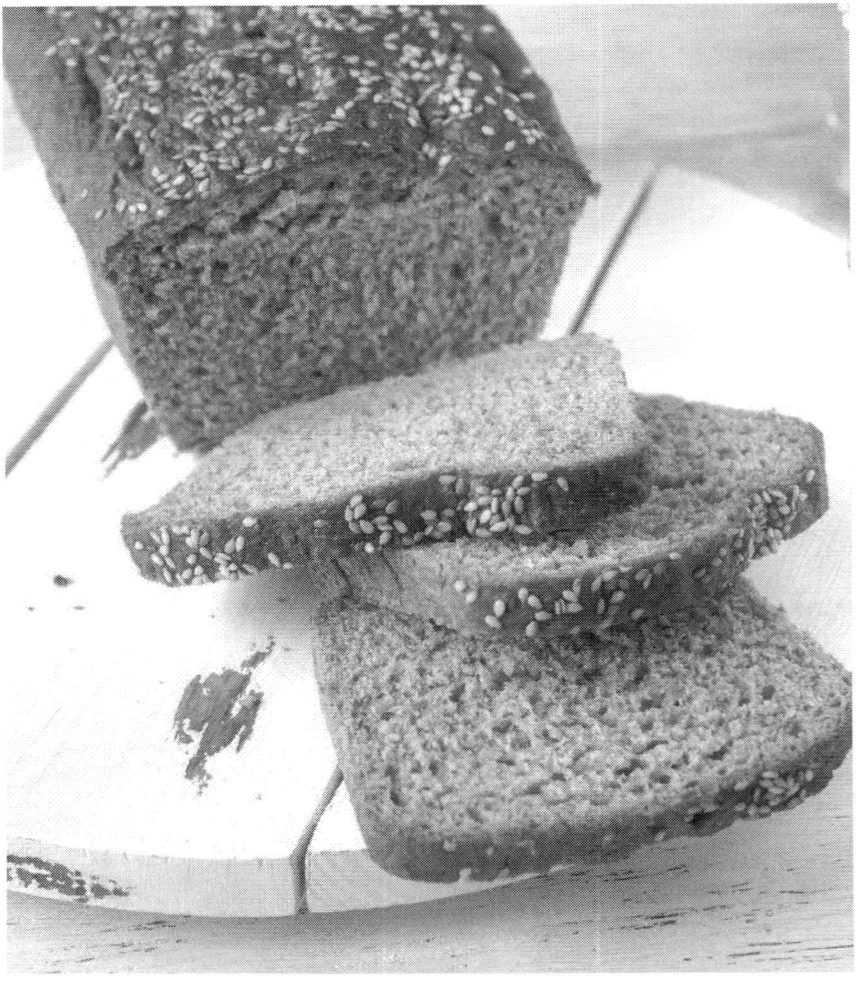

4.2.5 Nussallergie

Eine Nussallergie tritt auf, wenn das Immunsystem Nüsse (fälschlicherweise) als schädlich betrachtet.

Die verschiedenen Nüsse ähneln sich in Bezug auf die allergenen Proteine, die sie enthalten. Menschen, die auf eine Nussart allergisch sind, leiden in der Regel an Kreuzallergien der gesamten Familie von Nüssen. Das bedeutet, dass das Immunsystem dieser Menschen meist auf einzelne Nussarten wie Walnuss, Haselnuss, aber auch auf Erdnüsse Cashewnüsse, Mandeln usw. reagiert. Bei manchen Menschen können Nüsse lebensbedrohliche Reaktionen verursachen.

Kokosnuss und Muskatnuss sind nicht an andere Nüsse gebunden und können auch bei Nussallergie ohne Einschränkung verzehrt werden.

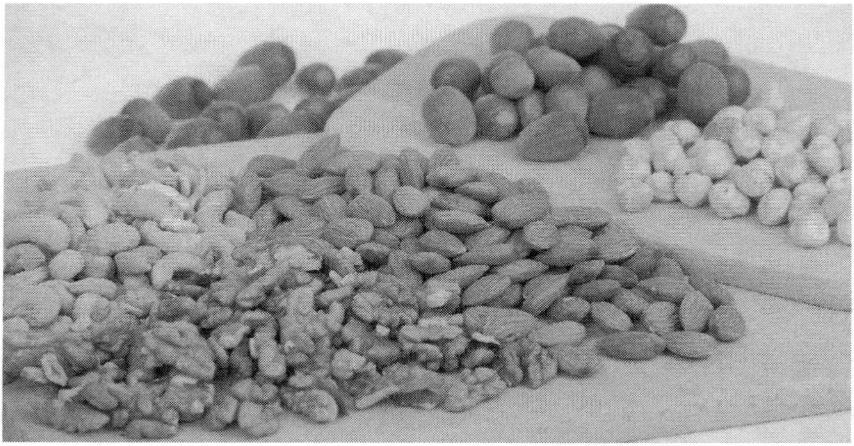

4.2.6 Weitere Allergien

Weitere häufig auftretende Lebensmittelallergien sind:

- Kreuzallergien
- Pseudoallergien
- Fleischallergien
- Obstallergien
- Gewürzallergien
- Chiliallergie
- Schalentierallergien
- Hülsenfrüchteallergien
- Zitrusfrüchteallergien

Quellen

http://www.orthoknowledge.eu/vitamine-tabel/

https://www.kade.de/indikationsgebiete/vitamin-und-aufbau-praeparate/vitaminmangel/symptome/

http://www.meine-gesundheit.de/vitamin-b-mangel

https://de.wikipedia.org/wiki/Beriberi

http://www.Jumk.de

https://www.gesundheit.de/ernaehrung/naehrstoffe/vitamine/vitamin-b6-pyridoxin

http://www.vitamindmangel.net/vitaminkmangel-symptome.html

http://www.vitamindmangel.net/symptome

http://symptomat.de/Eiwei%C3%9Fmangel#Typische_Symptome_.26_Anzeichen

http://symptomat.de/Juckende_Haut

http://symptomat.de

http://gesundpedia.de/Omega-3-Mangel

http://www.diabetes-ratgeber.net/Diabetes/Symptome-Anzeichen-fuer-einen-Diabetes-222631.html

https://www.cardio-guide.com/erkrankung/herzinfarkt/

Wegweiser Demenz, Informationsseite des Bundesministeriums für Bildung und Forschung; www.wegweiser-demenz.de

https://www.nierenwissen.de/chronische-nierenerkrankungen/wie-erkenne-ich-eine-nierenerkrankung/

Krebs in Deutschland, Häufigkeiten und Trends. 4. Auflage. Arbeitsgemeinschaft Bevölkerungsbezogener Krebsregister in Deutschland (Hrsg.): Saarbrücken 2004 (PDF; 2,4 MB) (PDF)

http://symptomat.de/Brustkrebs_Fr%C3%BCherkennung

https://www.krebshilfe.de/informieren/ueber-krebs/haeufige-krebsarten/

https://www.krebsinformationsdienst.de/tumorarten/brustkrebs/symptome.php

AGO Brustkrebs Patientenratgeber zu den AGO-Empfehlungen 2016

http://www.ago-online.de/ fuer-patienten/patientenratgeber/

https://www.krebsinformationsdienst.de/tumorarten/gebaermutterhalskrebs/untersuchung.php

https://frauenklinik.charite.de/behandlung/gebaermutterhalskrebs/symptome/

http://www.apotheken-umschau.de/Gebaermutterhalskrebs

www.gesundheit.de

www.netdoktor.de

https://www.prostata.de/magazin/diagnostik/bei-welchen-symptomen-sollte-ich-zum-arzt?utm_source=Cross4Channel&utm_medium=AdWords&utm_campaign=Prostata-2017

http://symptomat.de

http://www.onmeda.de

https://www.krebsgesellschaft.de

https://www.gesundheit.de

www.symptome.ch

https://www.gesundheit.de/krankheiten/krebs/darmkrebs/anzeichen-darmkrebs

http://rheinruhrmed.de/interview/blut_stuhl_kaminiorz.php

Glycemic index, glycemic load, and cancer risk: a meta-analysis. In: American Journal of Clinical Nutrition

https://www.hirntumorhilfe.de/hirntumor/

https://web.archive.org/web/20141209222102/http://www.krebshilfe.de/fileadmin/Inhalte/Downloads/PDFs/Blaue_Ratgeber/008_0024_gehirn.pdf

https://www.hirntumorhilfe.de/hirntumor/symptome/?gclid=CMiktcTKtdUCFelpowodhooCiQ

http://www.symptome.ch/wiki/Kurzfassung_Darmflora#Symptome_einer_ver.C3.A4nderten_Darmflora

Antlitzdiagnostik: http://www.zhkplus.de/berichte/T43.shtml

http://www.demotivateur.fr/article-buzz/voila-ce-que-revelent-certaines-lignes-et-marques-de-votre-visage-sur-la-sante-de-ces-organes-bon-a-savoir--3599

http://sain-et-naturel.com/les-rides-marques-visage.html

https://www.synlab.de/de/mensch/news/artikel/article/hyponatriaemie-symptome-und-diagnostik/

http://www.spiegel.de/wissenschaft/mensch/psycho-test-unnoetig-narzissten-sind-an-einer-frage-erkennbar-a-984588.html

http://archive.org/stream/Freud_1925_Gesammelte_Schriften_VI_Ich_Psychologie#page/n159/mode/2up

https://www.neurologen-und-psychiater-im-netz.org/psychiatrie-psychosomatik-psychotherapie/erkrankungen/depressionen/was-ist-eine-depression/

https://www.volkskrankheit.net/a_z/vitamin-d-mangel/?gclid=EAIaIQobChMI4qXQ7dzxowIVSZPtCh3UKAVJEAAYASAAEgKwgfD_BwE

Deutsche Gesellschaft für Ernährung, Österreichische Gesellschaft für Ernährung

Biesalski HK, Köhrle J, Schümann K: Vitamine, Spurenelemente und Mineralstoffe. Prävention und Therapie mit Mikronährstoffen. Georg Thieme Verlag; Stuttgart/New York 2002

Kasper H: Ernährungsmedizin und Diätetik. 10. Auflage. Urban & Fischer Verlag, München 2004

Deutscher Herzbericht 2010, Ernst Bruckenberger, ISBN 978-3-00-032101-6, Oktober 2010

Kurt Jellinger (Hrsg.): Alzheimer – Meilensteine aus hundert Jahren wissenschaftlicher und klinischer Forschung. Akademische Verlagsgesellschaft AKA, Berlin 2006, ISBN 3-89838-077-7.

Vergiss Alzheimer!, Die Wahrheit über eine Krankheit, die keine ist. Stolze, Cornelia. - Köln: Kiepenheuer & Witsch, 2011, 1. Aufl.

Nigel Hawkes: Alzheimers linked to aluminium pollution in tap water. In: The Times, 20. April 2006. Abgerufen am 7. April 2010.

Der König aller Krankheiten: Krebs – eine Biografie. DuMont Buchverlag, Köln 2012, ISBN 978-3-8321-9644-8

K. Rhiem, R. K. Schmutzler: Risikofaktoren und Prävention des Mammakarzinoms. In: Onkologe. 2015; 21, S. 202–210. doi:10.1007/s00761-014-2837-5

Bergler, R., T. Hoff: Psychologie des ersten Eindrucks. Die Sprache der Haare. Deutscher Instituts-Verlag, Köln 2001

Faust, V., E. Faust: Seelische Störungen. Kleines Psychiatrie-ABC für den Alltag. Teil IV: H., Wiss. Verlagsges. Stuttgart 1999

Hans-Peter Hartmann: Narzisstische Persönlichkeitsstörungen. Ein Überblick. In: Otto F. Kernberg, Hans-Peter Hartmann (Hrsg.): Narzissmus. Grundlagen – Störungsbilder – Therapie. Schattauer, Stuttgart 2006, ISBN 3-7945-2466-7,

Dimidjian, Sona., Herman-Dunn, Ruth.: Verhaltensaktivierung bei Depression: eine Methode zur Behandlung von Depression. 1. Aufl. Kohlhammer, Stuttgart 2015, ISBN 3-17-022936-2

Matakas: Zur Behandelbarkeit der Schizophrenie. In: PSYCHE, Monatszeitschrift für Psychoanalyse. Klett-Cotta-Verlag, Stuttgart, 8, 2008, S. 735–770.

Das Leben des Autors

Anders sein, anders sehen, anders handeln, damit etwas Erfrischendes hereinkommt.

Mein Name ist Dantse Dantse, ich bin gebürtiger Kameruner und Vater von fünf Kindern, die zum Teil schon studieren. Meine Hobbys sind schreiben, joggen, träumen und Gott und alles, was er gemacht hat, bewundern und lieben.

Als ältester Sohn einer afrikanischen „Truppe" von 8 Kindern meiner Mutter und als Drittältester Sohn und siebtes aller Kinder meines verstorbenen Vaters, der insgesamt 25 Kinder mit drei amtlich verheirateten Frauen hatte, war mein Leben immer ein spannender Film, seit ich ein Kind war. Alle Kinder und alle Frauen wohnten zusammen in einer Anlage, die Kinder in einem Haus und der Vater und seine Frauen in einem separaten Haus. Wir aßen alle zusammen, spielten zusammen. Eine Frau kochte für alle Kinder. Wir Kinder haben immer eine Ansprechpartnerin gehabt, denn jede einzelne Frau war unsere Mutter. Wenn die eigene Mutter verreist war, kümmerte sich die andere Mutter um dich. Diese Erfahrung muss man machen. Das ist etwas Besonderes, man lernt zu teilen, zu lieben, mit 24 gleichwertigen anderen. Automatisch ist die

Definition von wichtigen Werten, wie Geben, Teilen, Gefühle, Liebe, Eifersucht, Geduld, Verständnis zeigen uvm. anders als bei Kindern einer sogenannten „normalen" Familie. Wenn du aus solch einer Familie kommst wie ich, erfährst du so viele Sachen, die dich im Leben weiterbringen. Du lernst viel, weil du schnell lernen musst, um nicht runterzufallen.

Mein Leben ging auch im Erwachsenenalter spannend weiter, nicht nur, weil ich Vater von fünf Kindern von unterschiedlichen, schönen Frauen aus unterschiedlichen Kulturen bin, sondern auch, weil ich Grenzerlebnisse hatte, seien sie gut oder schlecht, die mich geformt haben. Ich habe viele Menschen verloren und viele dazu gewonnen. Ich habe so viele schöne Dinge erlebt, aber auch sehr schmerzhafte Erfahrungen gemacht. Ich habe in meinem Leben fast alles probiert, denn ich bin ein Mensch, der ständig das Neue sucht und vor Risiken keine Angst hat, der bereit ist, bis zum Ende zu gehen, um zu wissen, was aus etwas wird.

Frauen waren und sind immer meine Leidenschaft gewesen, auch heute noch, wenn auch nicht mehr in diesen Mengen. Ein kleiner Star war ich immer gewesen, mein Star. Ich brauchte nicht den Erfolg von Robbie Willams, um bei den Frauen anzukommen. Frauen haben somit mein Leben sehr geprägt. Wichtig dabei ist, dass ich mich nicht verloren habe, sondern im Gegenteil mich stetig weiterentwickelt habe. Viele kennen mich als jemanden, der unkonventionell denkt und lebt, der sehr positiv ist, der ein guter Vater ist, dem die Freiheit (die innere und die äußere) fundamental wichtig ist, der an das Gute im Menschen glaubt, trotz mancher unschöner Vorfälle, der hilfsbereit ist und gerne verzeiht, kurz, als eine Person, die glücklich ist, wie sie ist, aber dennoch weitermacht.

Beruflich passierte sehr viel, vom Studium bis heute. Ich habe unterschiedliche Dinge gemacht und dabei habe ich nicht immer die Rahmenbedingungen beachtet, denn die bremsen meistens. Ich lebe und arbeite seit über 25 Jahren in Deutschland und arbeite heute als Erfolgs-Coach und Marketingberater. Ich berate Menschen und Firmen, wenn sie nicht mehr wissen, wie es weitergeht! Vor dem Coaching gab es, wie gesagt, noch vieles anderes: Studium, Geschäftsführer, Außenhandel, Firmengründer, Internet, PR, und, und, und...

Die Idee zu schreiben habe ich schon als Kind gehabt, aber erst die Erfahrungen aus meiner Tätigkeit als Berater und Coach brachten mich dazu, mein Hobby in die Tat umzusetzen. Da mein afrikanisch-inspiriertes Coaching gerade immer mehr Deutsche anspricht und ihnen hilft, habe ich mich auf Anraten einer Kundin entschlossen, meine Erfahrungen und Ratschläge in Büchern weiterzugeben.

Meine Begeisterung für alles, was mit Menschen zu tun hat ist fast selbstverständlich:

1. Seit 23 Jahren bin ich Vater und Erzieher von mehreren Kindern aus verschiedenen Kulturkreisen, dem afrikanischen und dem europäischen. Das macht für mich als Vater die Erziehung jedes Kindes anders und spannend, aber auch herausfordernd. Durch diese Kinder habe ich außerdem viele andere Kinder und Eltern kennengelernt.
2. Durch meine Erziehung habe ich gelernt, dass Werte und Persönlichkeit sehr wichtig sind. Mein Vater, der beruflich sehr aktiv war als Politiker und hoher Beamter des Landes, fand immer Zeit am Wochenende, um uns Geschichten zu erzählen und Lieder beizubringen. Wir saßen dann stundenlang im Dunkel auf der Wiese vor unseren Häusern (dem Haus der Eltern und dem Haus der Kinder) und hörten ihm zu, seine Geschichte hatte immer mit

etwas zu tun, was uns beschäftigte oder was uns als Individuum stärken würde. Er konnte aus einem Zitat aus der Bibel eine herzliche Geschichte erzählen. Diese Geschichten sind Jahrzehnte später immer noch in meinem Kopf. In Afrika sagt man, erst ein starker Mensch als Individuum macht eine starke Gesellschaft. Anders herum ist es ungesund. Die Gesellschaft wäre zwar stark, aber die Menschen darin kaputt und krank. Deswegen sollte jedes Kind seinen eigenen Weg suchen und finden und sich nicht immer dem Diktat der Allgemeinheit beugen. Alleine dastehen bedeutet nicht, dass die anderen Recht haben und auf Seite der Wahrheit stehen, nur weil sie viele sind. Du kannst Recht haben und sie alle nicht. Man sollte keine Angst haben, den Weg zu nehmen, den kein anderer nimmt. Man kann es Sonderweg nennen. Dein Weg aber ist der richtige für dich.

Die Kinder, sagte mein Vater, müssen mit Werten und Liebe zur Selbstständigkeit und Unabhängigkeit erzogen werden. Kinder müssen so erzogen werden, dass sie aus eigener Kraft das Gute vom Schlechten trennen können, erkennen können, was ihnen guttut, damit sie der Gesellschaft auch Gutes tun können. Die Kinder müssen so erzogen werden, dass sie glücklich sind und das Vertrauen haben, dass sie auch nach schwierigen Zeiten, die immer im Leben eines Menschen kommen, trotzdem weiter glücklich sein werden.

Solche Lehre begleitete mich und mit der Zeit war ich auch immer mehr davon überzeugt, dass das wichtig ist. Wir sehen in den westlichen Ländern, wie die Gesellschaft stark ist, aber viele Menschen schwach und krank sind.

In einer solchen Großfamilie musst du bestimmte Eigenschaften und Strategien entwickeln, um auf dich aufmerksam zu machen, ohne den anderen zu schaden. Vieles das dich sehr beschäftigt, passiert schon in sehr frühem Alter, unter anderem ist der Kampf um die Gerechtigkeit und Gleichheit zwischen allen Geschwistern gegenüber den Eltern sehr bedeutend. Da die Eltern nicht so viel Zeit für dich haben wie in einer Familie mit nur zwei Kindern, musst du sehr aufmerksam sein und manche deiner Probleme alleine lösen. Das bedeutet, dass du schon als Kind Philosoph, Psychologe und Therapeut bist.

Als ältester Sohn musste ich, nach der afrikanischen Kultur, schon sehr früh praktisch die

Funktion eines Erziehers (hier Vater und Mutter) übernehmen. Dafür wurde ich auch speziell geschult. Das Beste dabei war, dass man die ältesten Kinder geschlechtsneutral ausbildete, damit sie gleichzeitig die Funktion von Papa und Mama übernehmen können. Das heißt, dass ich Papa und Mama bin, seitdem ich 10 war. Und heute freue ich mich sehr, diese Erfahrungen gemacht zu haben und dass ich die Chance hatte, meine jüngeren Geschwister mit zu erziehen und viel daraus für mich zu lernen. All das hat mir sehr bei der Erziehung von meinen eigenen Kindern geholfen. Aus diesen Erfahrungen habe ich sehr viel gelernt und viel Wissen gesammelt, das man kaum aus Büchern lernen kann.

3. Als Coach und Berater habe ich viele Menschen, Frauen, Männer, Paare, Kinder aus unterschiedlichen Kontinenten, Kulturen, sozialen und beruflichen Kreisen betreut.

Ich schreibe, wie ich bin. Ich schreibe vielseitig, weil mein Leben auch vielseitig ist und keinen "normalen und üblichen und planmäßigen" Weg, wie die Menschen ihn gewohnt sind, genommen hat. Das wollte ich auch nie so haben. Ich war und bin die Art von Mensch, die man üblicherweise Lebenskünstler nennt. Unkonventionell, frei in meiner Person und in meiner Denkweise, unabhängig von Etabliertem, das ich aber voll respektiere. Meine Werte sind Liebe, Gerechtigkeit, Verzeihen können, Kulanz, Optimismus, Freigiebigkeit, Verantwortung tragen, Freiheit mit mir selbst und mit anderen und dazu noch ein guter Vater sein.

Fast alle meine Bücher beruhen auf wahren Begebenheiten. Ich schreibe Bücher über moderne Themen, die die Menschen und die Gesellschaft bewegen, Bücher über schwere Schicksale, Tabuthemen, Ethik und Moral, über Erziehung, über das Glück. Ich schreibe auch Ratgeberbücher und Kinderbücher mit interkulturellem Hintergrund, da meine Kinder in interkulturellen Verhältnissen leben. Ich bringe Erfahrungen aus zwei unterschiedlichen Kulturen mit, die ich vereinen musste, um meinen Kindern das Bestmögliche zu geben.

Dieses Wissen und diese Erfahrungen waren für Menschen, die meinen Rat gesucht haben, stets eine große Bereicherung.

Meine afrikanisch-inspirierten Tipps und Tricks helfen in allen Lebensbereichen von Kindererziehung über Partnerschaft, Sexualität, Gesundheit, Ernährung bis zum Glücklichsein. Auch noch so harte Nüsse können weichgekocht werden und das alles mit Liebe, Geduld, Konsequenz und Gerechtigkeit. Dafür ist es sehr wichtig sich selbst zu kennen, zu lieben und sich selbst zum Glücklichsein zu erziehen.

Mein Schreibstil ist authentisch und angenehm zu lesen. Die Wortwahl ist einfach, unkompliziert, verständlich, sowie deutlich. Meine Bücher sollen neugierig und nachdenklich machen und Spaß und Lust am Lesen wecken. Ich möchte meinen Stil unbedingt beibehalten, damit die Leser mich so kennen, so akzeptieren und durch ihn auch erkennen, dass ich kein gebürtiger Deutscher bin. Das ist mein Anreiz, auf Deutsch zu schreiben.

Lies meine Bücher, und du wirst verstehen, was ich über mich geschrieben habe. Gerne können wir weiter streiten, diskutieren und ausdiskutieren und Frieden schließen. Gerne lese ich auch dein Lob.

Meine Autorenseite ist: www.dantse-dantse.com,

E-Mail: Leser@dantse-dantse.com

Meine Coachingseite ist: www.mycoacher.jimdo.com,

E-Mail: mycoacher@yahoo.de

Über indayi edition

Aus einem Traum ist eine Idee entstanden und aus der Idee ist ein Verlag geworden: indayi edition, der erste FAIR Verlag!

Fair zu den Autoren
faire Literatur
für eine faire Welt

indayi edition wurde von Dantse Dantse 2015 in Darmstadt gegründet und ist somit der erste Verlag eines Migranten aus Afrika in Deutschland. Dantse kommt ursprünglich aus Kamerun und lebt seit über 25 Jahren in Deutschland, wo er auch studiert hat. Bücherschreiben ist schon lange seine Leidenschaft und mit der Zahl der veröffentlichten Bücher stieg der Wunsch nach einem eigenen Verlag, um seinem Stil und seiner unkonventionellen Art treu bleiben und unabhängig von Verlagsvorgaben und -regeln schreiben und veröffentlichen zu können.

Wir möchten unkonventionelle Literatur fördern. Alles was den Menschen helfen kann wird bei uns veröffentlicht, auch wenn es gerade kein Trendthema ist, oder sogar tabuisiert wird. Außerdem liegt uns Literatur von Menschen mit Migrationshintergrund am Herzen – ihre Erfahrungsberichte, Romane, Erzählungen, Rezepte, ihr Blick auf die Gesellschaft, auf aktuelle Fragen, auf „die Deutschen“, ihr Humor und ihre Kultur. Unser Ziel ist es,

Bücher herauszugeben, die der Verständigung zwischen den Kulturen dienen und die die Menschen dazu bringen, die Welt und sich selbst besser zu verstehen. Gute, unkonventionelle Bücher, die dem Mainstream nicht entsprechen, die aber Themen haben, die der Gesellschaft helfen.

Die Bücher von indayi sind anders

...weil wir Themen nicht oberflächlich behandeln, sondern den Sachen auf den Grund gehen

...weil unsere Autoren authentisch, einfach und leserlich schreiben und auf abgehobene Fachsprache verzichten

...weil wir uns für das Fremde interessieren, und versuchen es so darzustellen, wie es wirklich ist – ungeschönt und ohne Vorurteile, damit der Leser sich fühlt, als sei er mit dabei

...weil unsere Bücher Probleme lösen und den Menschen Halt, Hoffnung und Motivation geben und ihnen außerdem ein Lächeln schenken

...weil wir Menschen mit Migrationshintergrund eine Stimme geben

...weil wir die deutsche Sprache für Integration und Frieden zwischen den Kulturen nutzen

...weil alle unsere Kinderbücher von Kindern illustriert werden und nicht von Profis – so zeigen wir, wie Kinder die Welt und die Geschichten sehen

Wir wollen denjenigen eine Stimme geben, die sonst keine haben. Die Erfahrungen, Träume, Ideen, Fantasien, Weisheiten von Menschen mit Migrationshintergrund, ihre Einblicke in ihre Welt eröffnen uns neue, ungewohnte Sichtweisen und bereichern uns, genauso wie die Texte anderer, unkonventioneller, querdenkender Autoren.

indayi will Lustiges, Nachdenkliches, Philosophisches, Erotisches, Hilfreiches, Bewegendes, Berührendes, Wissenswertes, Spannendes, Unterhaltsames, Kontroverses, Streitbares, Erkenntnisreiches, Amüsantes, Erstaunliches veröffentlichen.

Besuche unsere Website: indayi.de

Abonniere unseren Newsletter, um immer auf dem Laufenden zu sein: https://indayi.de/newsletter/

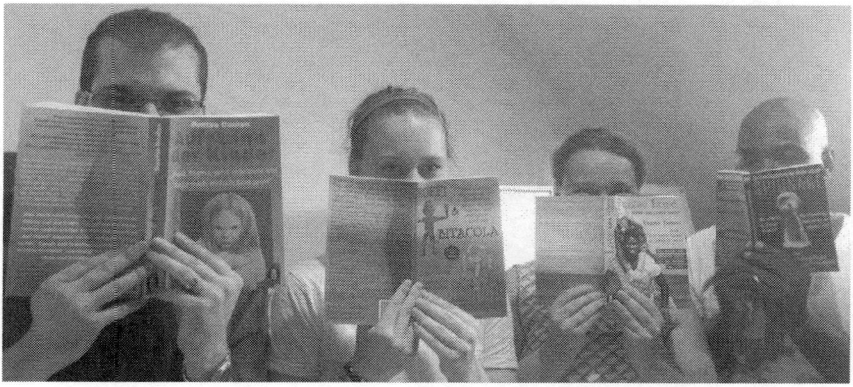

Das Team von indayi edition!

DIFO - DANTSE IMMUN FORTE
Life & health protect energy sauce

Die therapeutische, magische Gesundheits-Sauce aus Ingwer, Knoblauch, Zwiebel, Chili und vielem mehr. Eine Sauce, die körperliche und psychische Krankheiten heilt und magisch schmeckt. Die wunderscharfe Sauce bekämpft sehr wirksam Krankheiten und macht außerdem schlank.

Eine echte Delikatesse zu Fleisch, Fisch, Käse, Weißbrot, Reis, Nudeln etc. Regelmäßig gegessen wirst du ein dauerhaftes Ergebnis und allgemeines Wohlbefinden verspüren. Diese Sauce sollte nicht mehr auf deiner Speisekarte fehlen! Sie wird auch nie mehr fehlen, sobald du sie das erste Mal probiert hast!

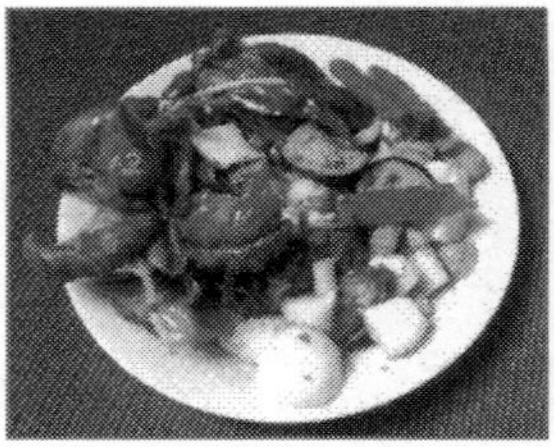
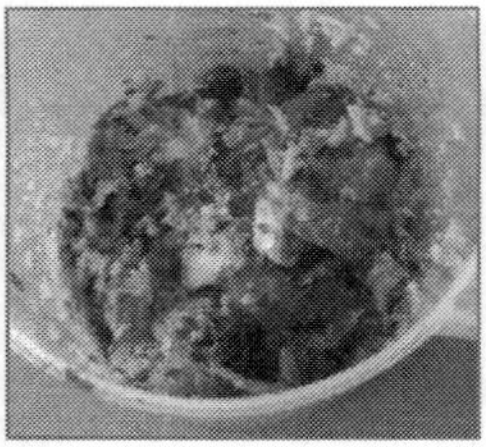
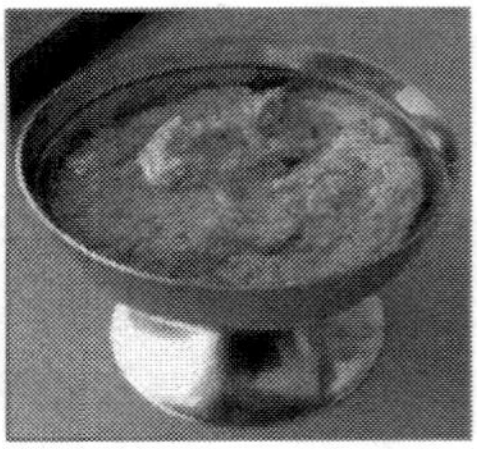

Möchtest du diese Sauce bestellen? Dann gehe auf https://indayi.de/difo-dantes-immun-forte/ oder www.mycoacher.jimdo.com! Mehr Info über DIFO – DANTSE IMMUN FORTE findest du in meinem Buch **Nutrazeutika** (ISBN 9783946558 1492).

DIFO-Immun-Formel, trägt zur normalen Funktion des Immunsystems bei.

(enthält Vitamine A, B und C außerdem Natrium, Calcium, Kalium, Magnesium, Silizium, Schwefel, Phosphor, Iod, Eisen, Zink)

DIFO schützt deinen Körper vor Krankheitserregern und hilft dir bei sämtlichen Erkrankungen schneller gesund zu werden.

Damit dein Immunsystem stark bleibt empfehle ich DIFO®:

- Mit der einzigartigen „Vital-Formel" aus bewährten Pflanzen
- Mit der Kraft der Natur
- Enthält wichtige Mineralien, die Zellen vor oxidativem Stress schützen
- Enthält bereits die Tagesdosis an Vitamin C, A und mehr
- Enthält wichtige Aminosäuren

DIFO, die leckere therapeutische Sauce zur optimalen Stoffwechsel-Harmonisierung

Weitere Bücher des Autors bei indayi edition (Auszug)

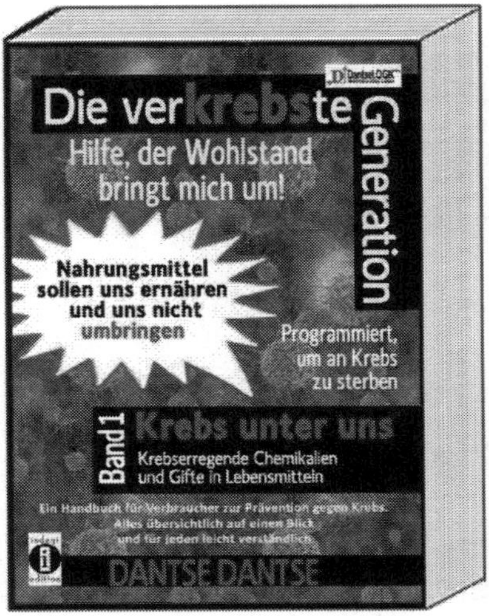

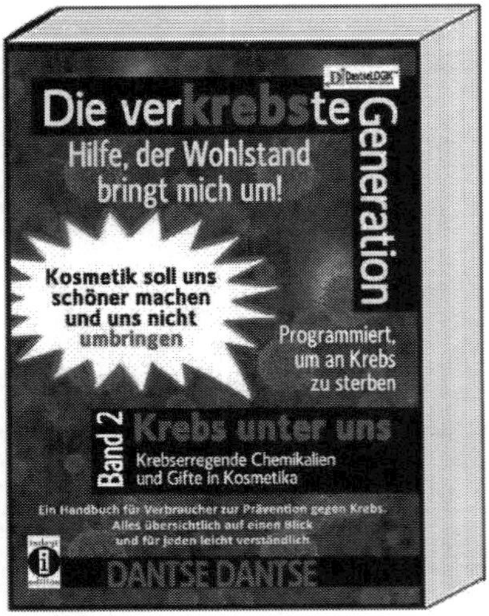

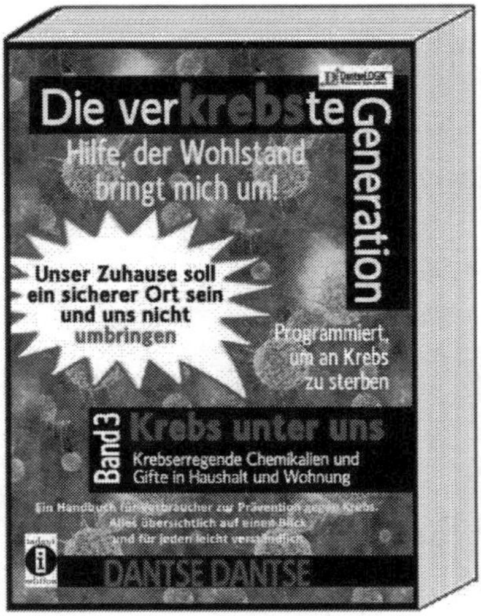

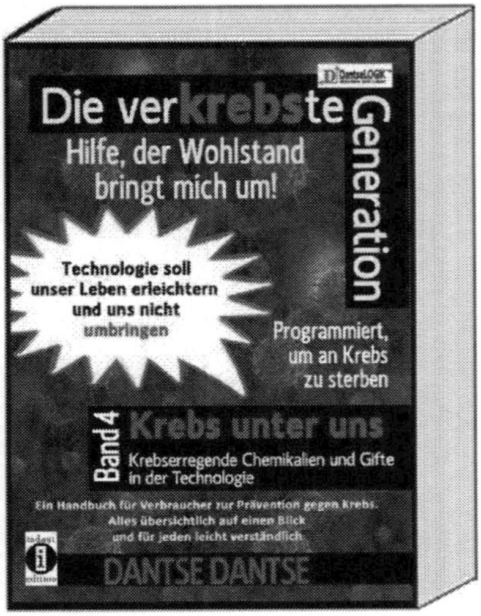

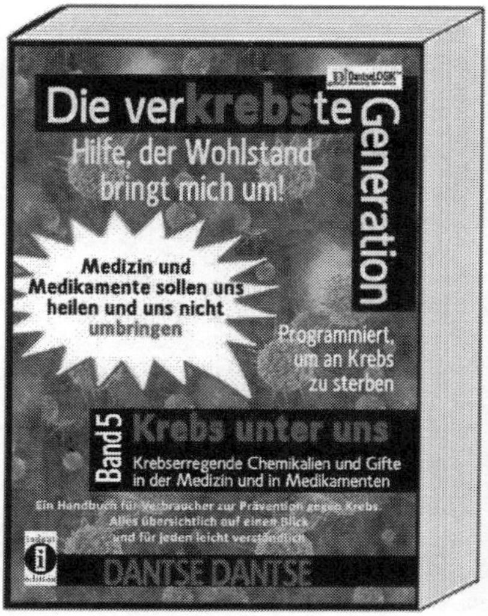
Die verkrebste Generation
Hilfe, der Wohlstand bringt mich um!
Medizin und Medikamente sollen uns heilen und uns nicht umbringen
Programmiert, um an Krebs zu sterben
Band 5
Krebs unter uns
Krebserregende Chemikalien und Gifte in der Medizin und in Medikamenten
Ein Handbuch für Verbraucher zur Prävention gegen Krebs. Alles übersichtlich auf einen Blick und für jeden leicht verständlich
DANTSE DANTSE

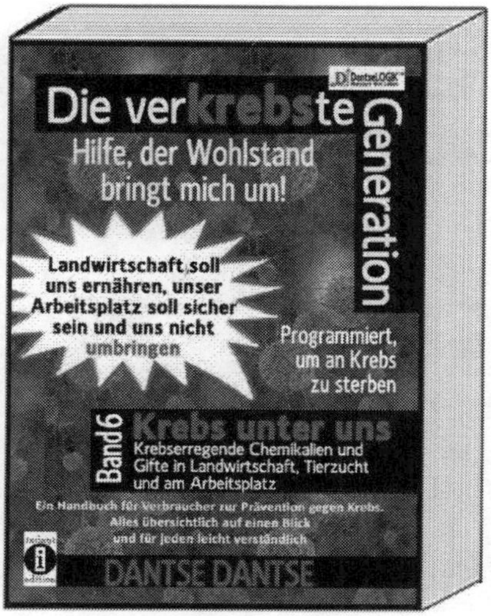
Die verkrebste Generation
Hilfe, der Wohlstand bringt mich um!
Landwirtschaft soll uns ernähren, unser Arbeitsplatz soll sicher sein und uns nicht umbringen
Programmiert, um an Krebs zu sterben
Band 6
Krebs unter uns
Krebserregende Chemikalien und Gifte in Landwirtschaft, Tierzucht und am Arbeitsplatz
Ein Handbuch für Verbraucher zur Prävention gegen Krebs. Alles übersichtlich auf einen Blick und für jeden leicht verständlich
DANTSE DANTSE

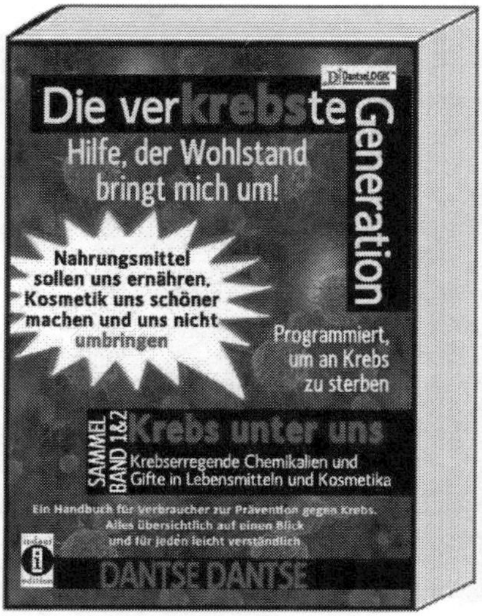
Die verkrebste Generation
Hilfe, der Wohlstand bringt mich um!
Nahrungsmittel sollen uns ernähren, Kosmetik uns schöner machen und uns nicht umbringen
Programmiert, um an Krebs zu sterben
SAMMEL BAND 1&2
Krebs unter uns
Krebserregende Chemikalien und Gifte in Lebensmitteln und Kosmetika
Ein Handbuch für Verbraucher zur Prävention gegen Krebs. Alles übersichtlich auf einen Blick und für jeden leicht verständlich
DANTSE DANTSE

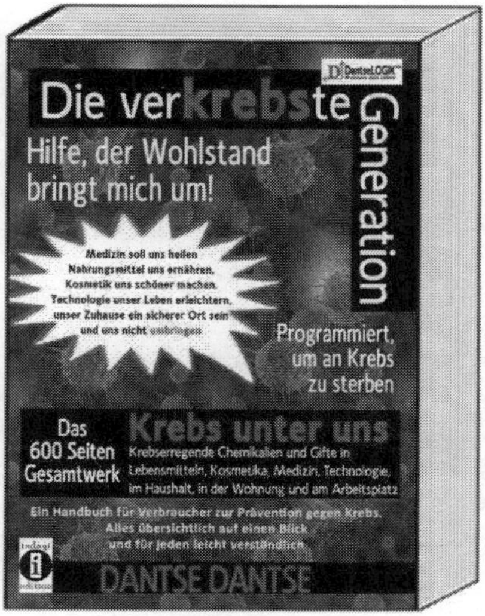
Die verkrebste Generation
Hilfe, der Wohlstand bringt mich um!
Medizin soll uns heilen Nahrungsmittel uns ernähren, Kosmetik uns schöner machen, Technologie unser Leben erleichtern, unser Zuhause ein sicherer Ort sein und uns nicht umbringen
Programmiert, um an Krebs zu sterben
Das 600 Seiten Gesamtwerk
Krebs unter uns
Krebserregende Chemikalien und Gifte in Lebensmitteln, Kosmetika, Medizin, Technologie, im Haushalt, in der Wohnung und am Arbeitsplatz
Ein Handbuch für Verbraucher zur Prävention gegen Krebs. Alles übersichtlich auf einen Blick und für jeden leicht verständlich
DANTSE DANTSE

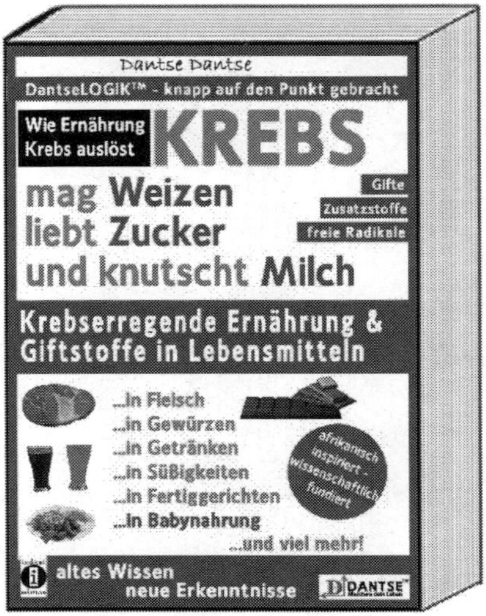
Dantse Dantse
DantseLOGIK™ - knapp auf den Punkt gebracht
Wie Ernährung Krebs auslöst
KREBS
mag Weizen
liebt Zucker
und knutscht Milch
Gifte
Zusatzstoffe
freie Radikale
Krebserregende Ernährung & Giftstoffe in Lebensmitteln
...in Fleisch
...in Gewürzen
...in Getränken
...in Süßigkeiten
...in Fertiggerichten
...in Babynahrung
...und viel mehr!
afrikanisch inspiriert - wissenschaftlich fundiert
altes Wissen
neue Erkenntnisse
DANTSE

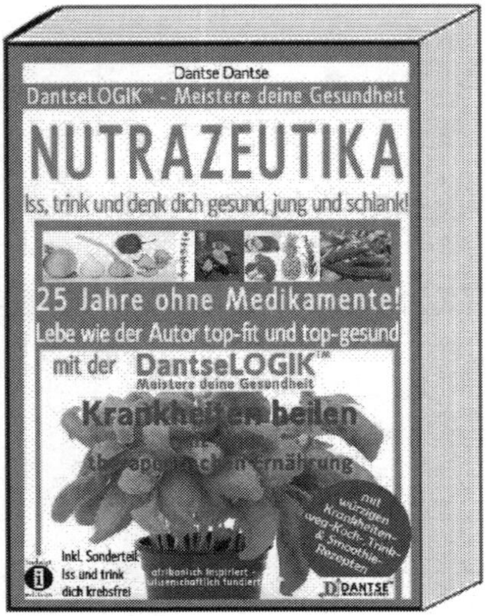
Dantse Dantse
DantseLOGIK™ - Meistere deine Gesundheit
NUTRAZEUTIKA
Iss, trink und denk dich gesund, jung und schlank!
25 Jahre ohne Medikamente!
Lebe wie der Autor top-fit und top-gesund
mit der DantseLOGIK™
Meistere deine Gesundheit
Krankheiten heilen
Inkl. Sonderteil:
Iss und trink
dich krebsfrei
DANTSE

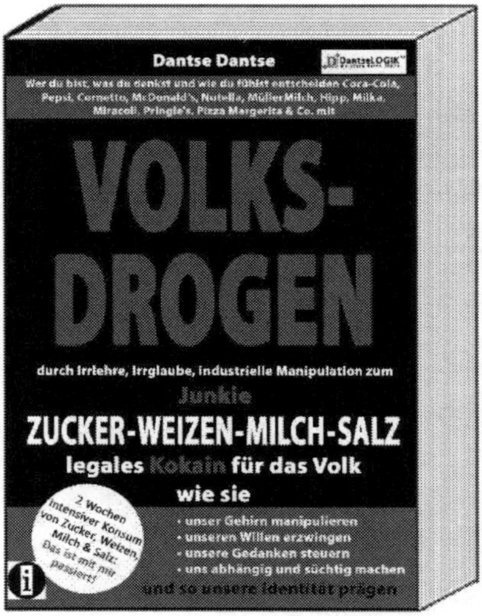
Dantse Dantse
VOLKS-
DROGEN
durch Irrlehre, Irrglaube, industrielle Manipulation zum
Junkie
ZUCKER-WEIZEN-MILCH-SALZ
legales Kokain für das Volk
wie sie
• unser Gehirn manipulieren
• unseren Willen erzwingen
• unsere Gedanken steuern
• uns abhängig und süchtig machen
und so unsere Identität prägen

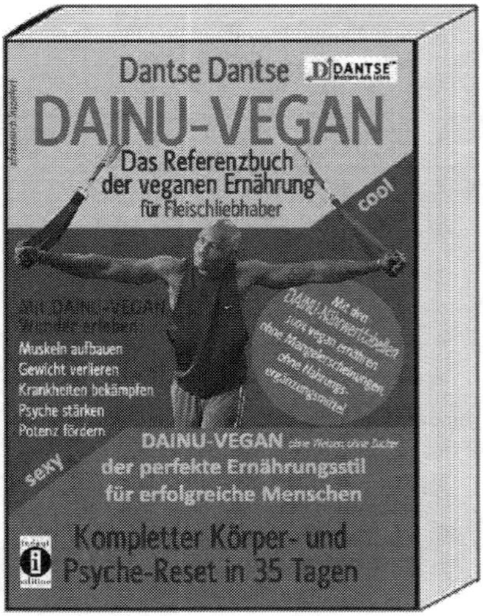
Dantse Dantse
DANTSE
DAINU-VEGAN
Das Referenzbuch
der veganen Ernährung
für Fleischliebhaber
cool
Muskeln aufbauen
Gewicht verlieren
Krankheiten bekämpfen
Psyche stärken
Potenz fördern
sexy
DAINU-VEGAN
der perfekte Ernährungsstil
für erfolgreiche Menschen
Kompletter Körper- und
Psyche-Reset in 35 Tagen

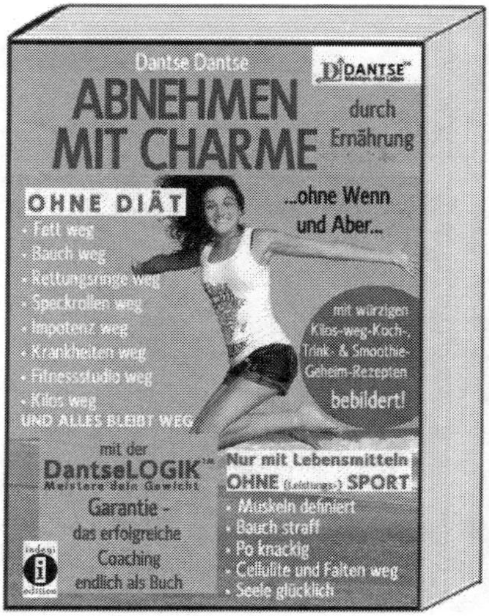
Dantse Dantse
DANTSE
ABNEHMEN MIT CHARME
durch Ernährung
OHNE DIÄT
...ohne Wenn und Aber...
- Fett weg
- Bauch weg
- Rettungsringe weg
- Speckrollen weg
- Impotenz weg
- Krankheiten weg
- Fitnessstudio weg
- Kilos weg
UND ALLES BLEIBT WEG
mit würzigen Kilos-weg-Koch-, Trink- & Smoothie-Geheim-Rezepten
bebildert!
mit der
DantseLOGIK™
Garantie - das erfolgreiche Coaching endlich als Buch
Nur mit Lebensmitteln
OHNE (Leistungs-) SPORT
- Muskeln definiert
- Bauch straff
- Po knackig
- Cellulite und Falten weg
- Seele glücklich
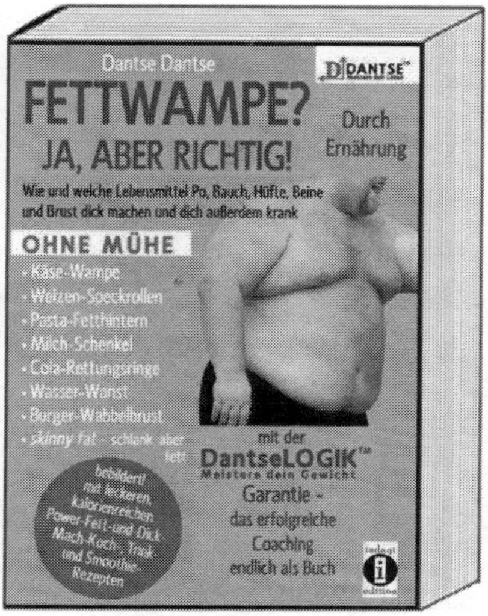
Dantse Dantse
DANTSE
FETTWAMPE?
JA, ABER RICHTIG!
Durch Ernährung
Wie und welche Lebensmittel Po, Bauch, Hüfte, Beine und Brust dick machen und dich außerdem krank
OHNE MÜHE
- Käse-Wampe
- Weizen-Speckrollen
- Pasta-Fetthintern
- Milch-Schenkel
- Cola-Rettungsringe
- Wasser-Wanst
- Burger-Wabbelbrust
- skinny fat - schlank aber fett
bebildert! mit leckeren, kalorienreichen Power-Fett-und-Dick-Mach-Koch-, Trink- und Smoothie-Rezepten
mit der
DantseLOGIK™
Garantie - das erfolgreiche Coaching endlich als Buch
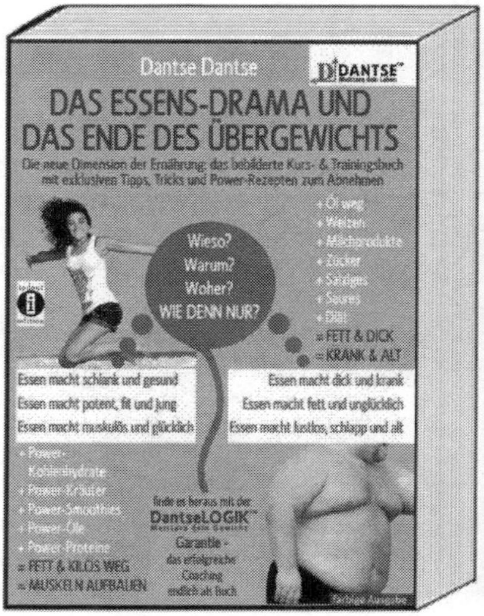
Dantse Dantse
DANTSE
DAS ESSENS-DRAMA UND DAS ENDE DES ÜBERGEWICHTS
Die neue Dimension der Ernährung: das bebilderte Kurs- & Trainingsbuch mit exklusiven Tipps, Tricks und Power-Rezepten zum Abnehmen
Wieso?
Warum?
Woher?
WIE DENN NUR?
= FETT & DICK
= KRANK & ALT
Essen macht schlank und gesund
Essen macht potent, fit und jung
Essen macht muskulös und glücklich
Essen macht dick und krank
Essen macht fett und unglücklich
Essen macht lustlos, schlapp und alt
= FETT & KILOS WEG
= MUSKELN AUFBAUEN
DantseLOGIK™
Garantie - das erfolgreiche Coaching endlich als Buch
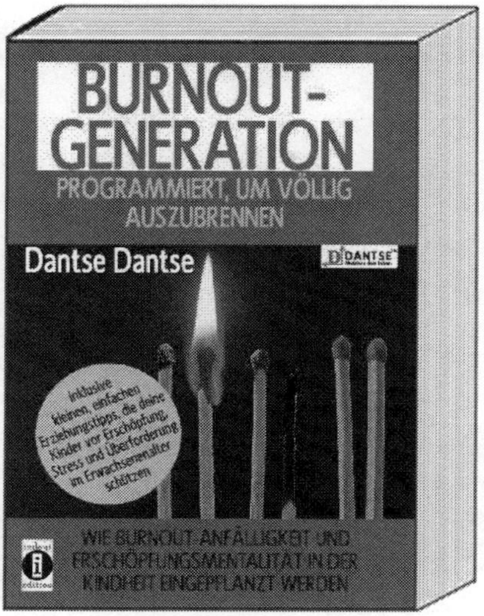
BURNOUT-GENERATION
PROGRAMMIERT, UM VÖLLIG AUSZUBRENNEN
Dantse Dantse
DANTSE
inklusive kleinen, einfachen Erziehungstipps, die deine Kinder vor Erschöpfung, Stress und Überforderung im Erwachsenenalter schützen
WIE BURNOUT-ANFÄLLIGKEIT UND ERSCHÖPFUNGSMENTALITÄT IN DER KINDHEIT EINGEPFLANZT WERDEN

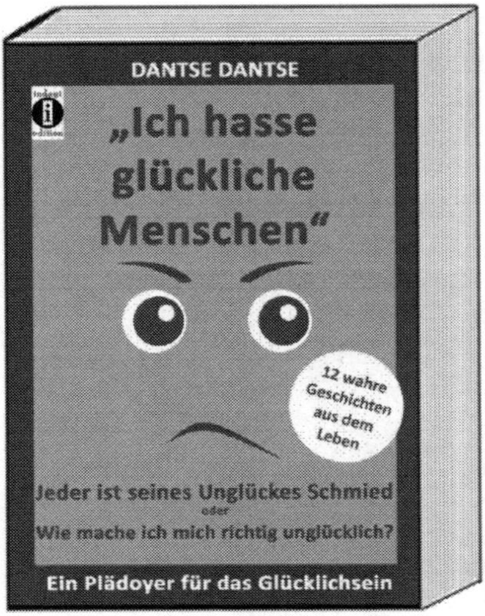
DANTSE DANTSE
„Ich hasse glückliche Menschen“
12 wahre Geschichten aus dem Leben
Jeder ist seines Unglückes Schmied
oder
Wie mache ich mich richtig unglücklich?
Ein Plädoyer für das Glücklichsein

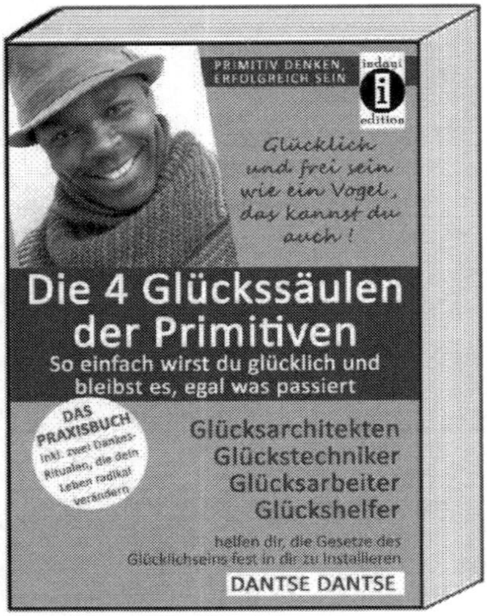
PRIMITIV DENKEN, ERFOLGREICH SEIN
Glücklich und frei sein wie ein Vogel, das kannst du auch!
Die 4 Glückssäulen der Primitiven
So einfach wirst du glücklich und bleibst es, egal was passiert
DAS PRAXISBUCH
Glücksarchitekten
Glückstechniker
Glücksarbeiter
Glückshelfer
helfen dir, die Gesetze des Glücklichseins fest in dir zu installieren
DANTSE DANTSE

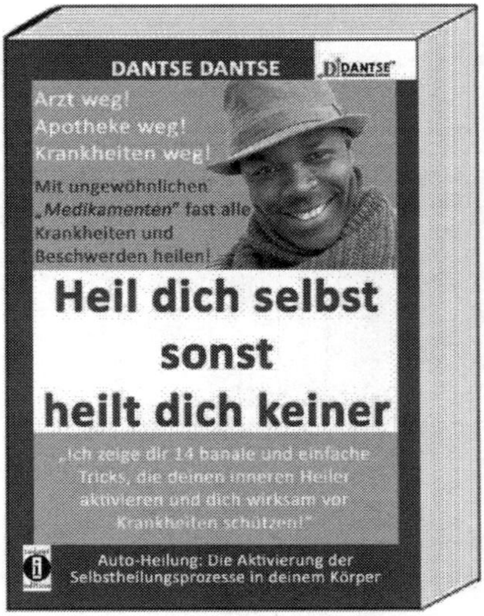
DANTSE DANTSE
Arzt weg!
Apotheke weg!
Krankheiten weg!
Mit ungewöhnlichen „Medikamenten“ fast alle Krankheiten und Beschwerden heilen!
Heil dich selbst sonst heilt dich keiner
„Ich zeige dir 14 banale und einfache Tricks, die deinen inneren Heiler aktivieren und dich wirksam vor Krankheiten schützen!“
Auto-Heilung: Die Aktivierung der Selbstheilungsprozesse in deinem Körper

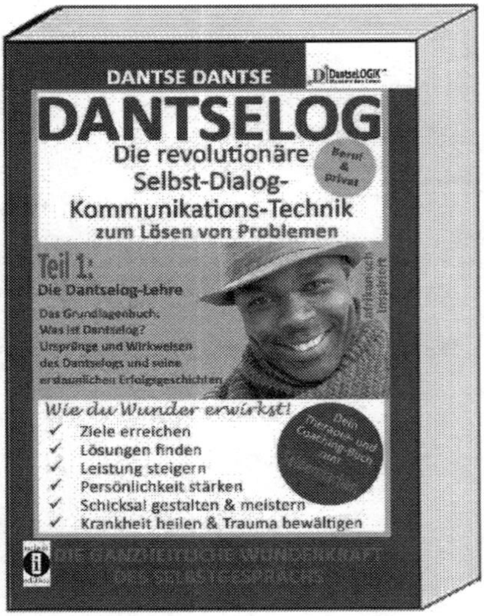
DANTSE DANTSE
DANTSELOG
Die revolutionäre Selbst-Dialog-Kommunikations-Technik
zum Lösen von Problemen
Beruf & privat
Teil 1:
Die Dantselog-Lehre
Wie du Wunder erwirkst!
Ziele erreichen
Lösungen finden
Leistung steigern
Persönlichkeit stärken
Schicksal gestalten & meistern
Krankheit heilen & Trauma bewältigen

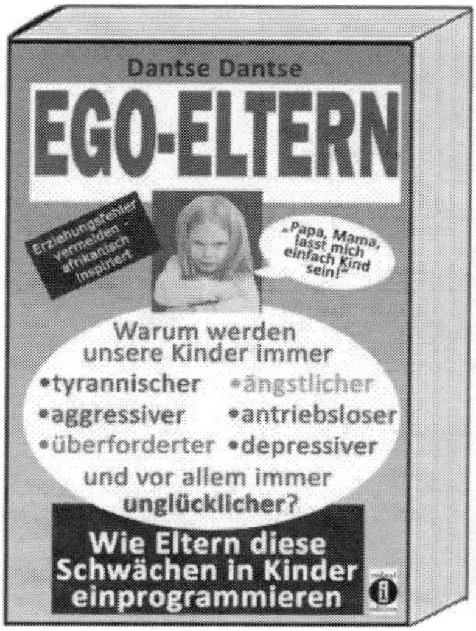
Dantse Dantse
EGO-ELTERN
Erziehungsfehler vermeiden - afrikanisch inspiriert
„Papa, Mama, lasst mich einfach Kind sein!"
Warum werden unsere Kinder immer
•tyrannischer •ängstlicher
•aggressiver •antriebsloser
•überforderter •depressiver
und vor allem immer unglücklicher?
Wie Eltern diese Schwächen in Kinder einprogrammieren

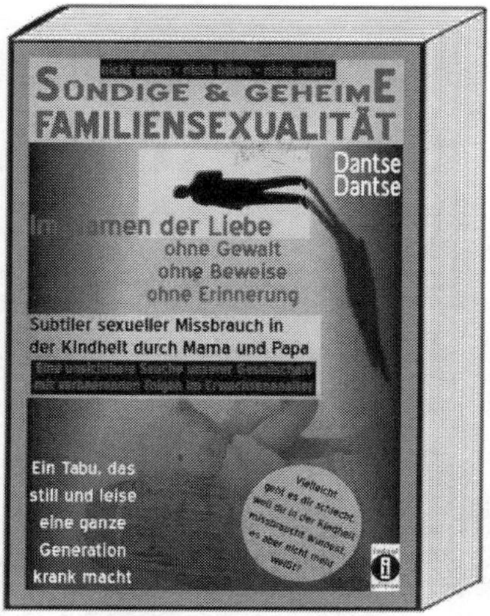
SONDIGE & GEHEIME
FAMILIENSEXUALITÄT
Dantse Dantse
ohne Gewalt
ohne Beweise
ohne Erinnerung
Subtiler sexueller Missbrauch in der Kindheit durch Mama und Papa
Ein Tabu, das still und leise eine ganze Generation krank macht

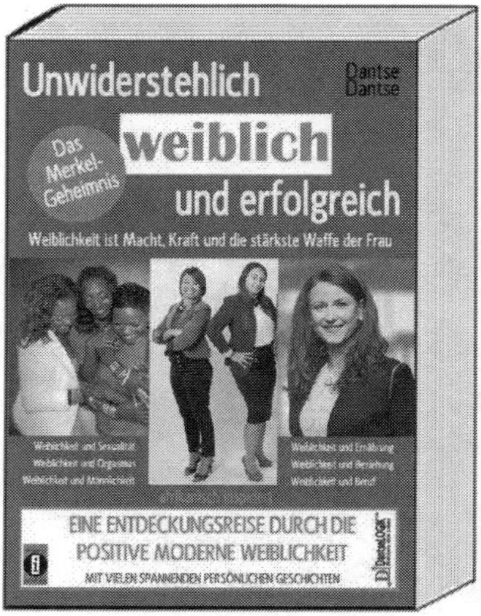
Unwiderstehlich
Dantse Dantse
Das Merkel-Geheimnis
weiblich
und erfolgreich
Weiblichkeit ist Macht, Kraft und die stärkste Waffe der Frau
EINE ENTDECKUNGSREISE DURCH DIE POSITIVE MODERNE WEIBLICHKEIT
MIT VIELEN SPANNENDEN PERSÖNLICHEN GESCHICHTEN

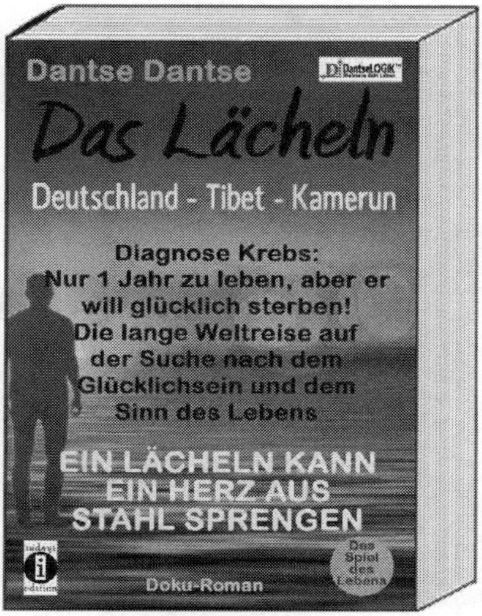
Dantse Dantse
Das Lächeln
Deutschland - Tibet - Kamerun
Diagnose Krebs:
Nur 1 Jahr zu leben, aber er will glücklich sterben!
Die lange Weltreise auf der Suche nach dem Glücklichsein und dem Sinn des Lebens
EIN LÄCHELN KANN EIN HERZ AUS STAHL SPRENGEN
Das Spiel des Lebens
Doku-Roman

Weitere Bücher von indayi edition
(Auszug)

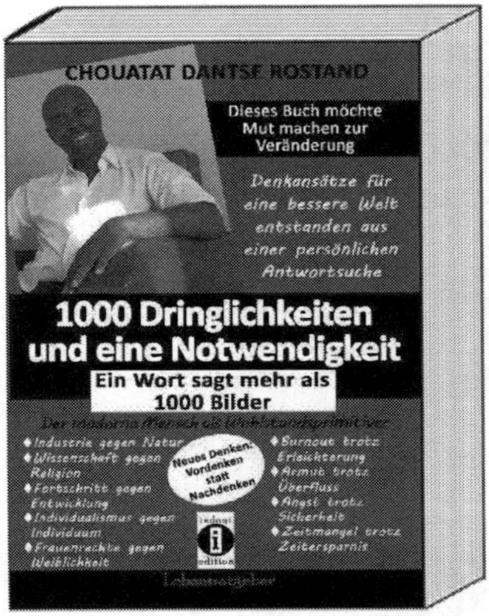

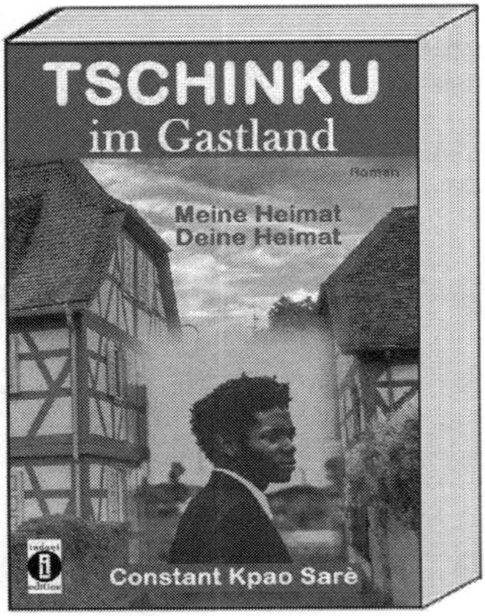

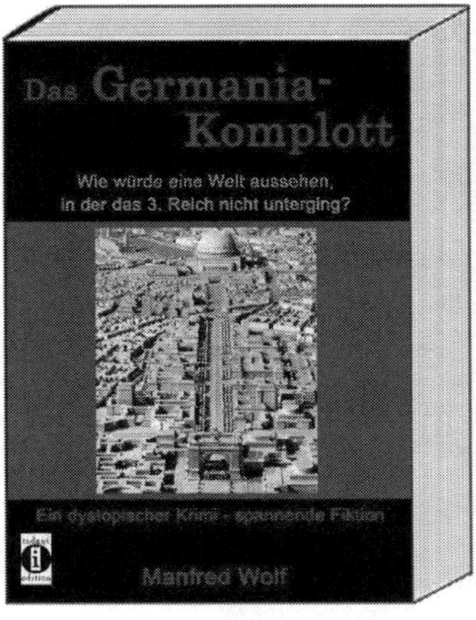

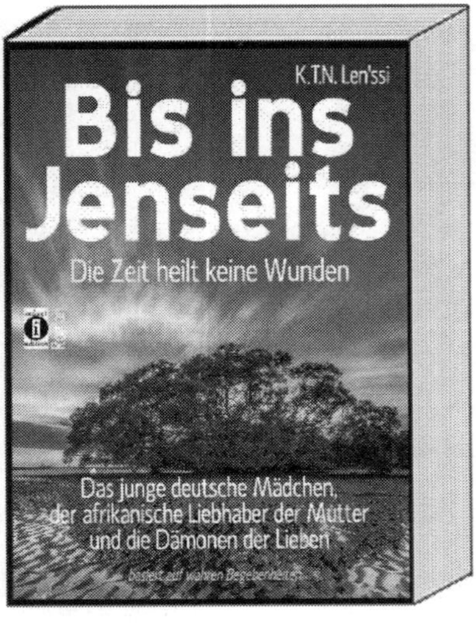

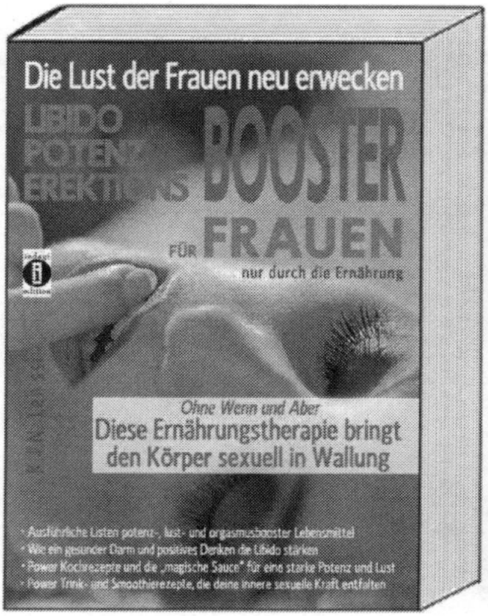
Die Lust der Frauen neu erwecken
LIBIDO
POTENZ
EREKTIONS
BOOSTER
FÜR FRAUEN
nur durch die Ernährung
Ohne Wenn und Aber
Diese Ernährungstherapie bringt den Körper sexuell in Wallung
· Ausführliche Listen potenz-, lust- und orgasmusbooster Lebensmittel
· Wie ein gesunder Darm und positives Denken die Libido stärken
· Power Kochrezepte und die „magische Sauce" für eine starke Potenz und Lust
· Power Trink- und Smoothierezepte, die deine innere sexuelle Kraft entfalten

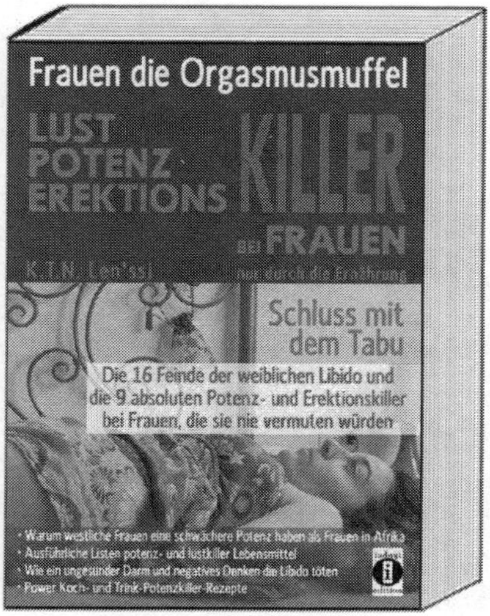
Frauen die Orgasmusmuffel
LUST
POTENZ
EREKTIONS
KILLER
BEI FRAUEN
K.T.N. Len'ssi
nur durch die Ernährung
Schluss mit dem Tabu
Die 16 Feinde der weiblichen Libido und die 9 absoluten Potenz- und Erektionskiller bei Frauen, die sie nie vermuten würden
· Warum westliche Frauen eine schwächere Potenz haben als Frauen in Afrika
· Ausführliche Listen potenz- und lustkiller Lebensmittel
· Wie ein ungesunder Darm und negatives Denken die Libido töten
· Power Koch- und Trink-Potenzkiller-Rezepte

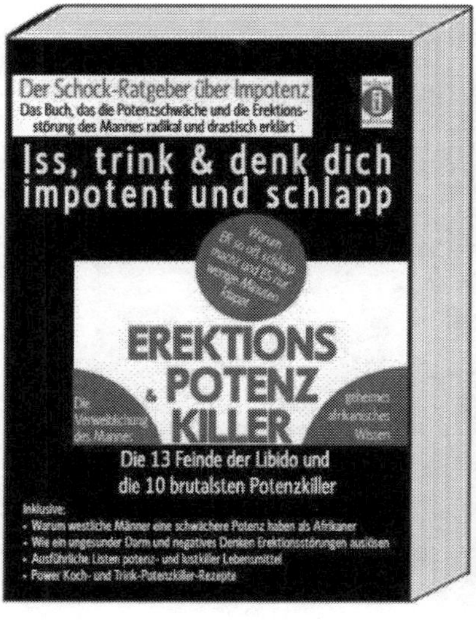
Der Schock-Ratgeber über Impotenz
Das Buch, das die Potenzschwäche und die Erektionsstörung des Mannes radikal und drastisch erklärt
Iss, trink & denk dich impotent und schlapp
EREKTIONS & POTENZ KILLER
Die 13 Feinde der Libido und die 10 brutalsten Potenzkiller
Inklusive:
- Warum westliche Männer eine schwächere Potenz haben als Afrikaner
- Wie ein ungesunder Darm und negatives Denken Erektionsstörungen auslösen
- Ausführliche Listen potenz- und lustkiller Lebensmittel
- Power Koch- und Trink-Potenzkiller-Rezepte

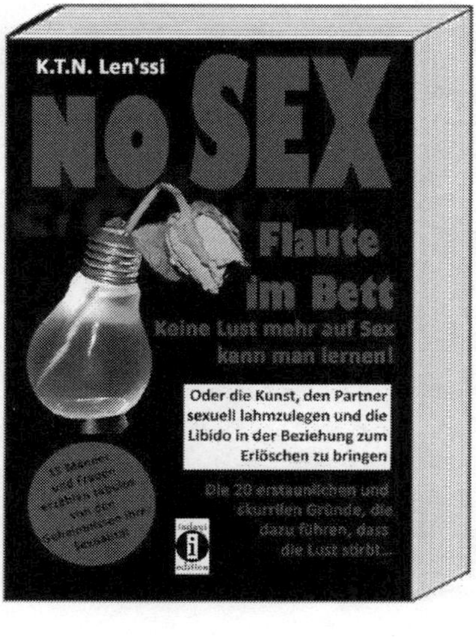
K.T.N. Len'ssi
No SEX
Flaute im Bett
Keine Lust mehr auf Sex kann man lernen!
Oder die Kunst, den Partner sexuell lahmzulegen und die Libido in der Beziehung zum Erlöschen zu bringen
Die 20 erstaunlichen und skurrilen Gründe, die dazu führen, dass die Lust stirbt...

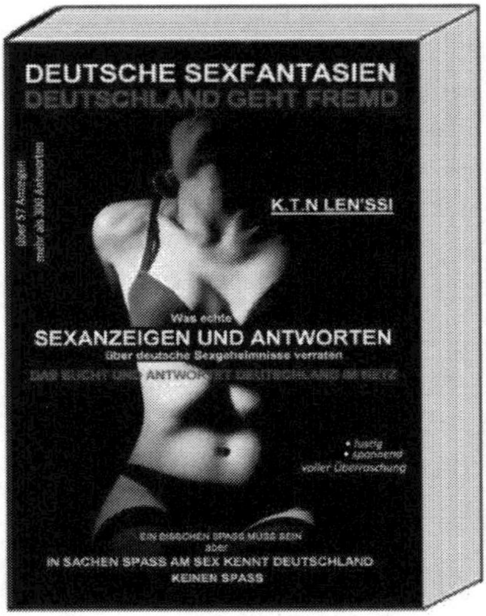
DEUTSCHE SEXFANTASIEN
DEUTSCHLAND GEHT FREMD
K.T.N LEN'SSI
Was echte
SEXANZEIGEN UND ANTWORTEN
über deutsche Sexgeheimnisse verraten
IN SACHEN SPASS AM SEX KENNT DEUTSCHLAND
KEINEN SPASS

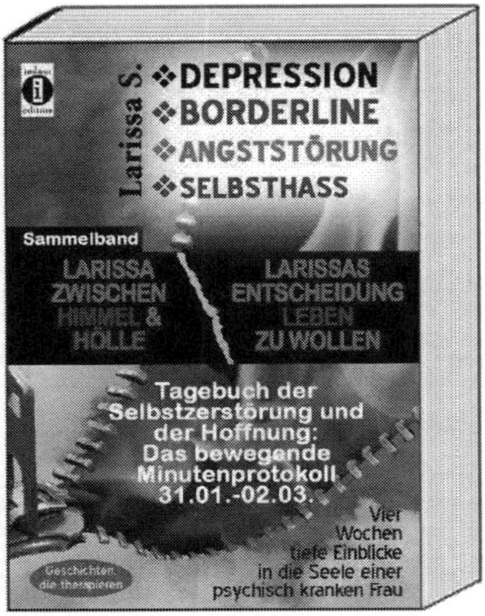
Larissa S.
❖DEPRESSION
❖BORDERLINE
❖ANGSTSTÖRUNG
❖SELBSTHASS
Sammelband
LARISSA ZWISCHEN HIMMEL & HÖLLE
LARISSAS ENTSCHEIDUNG LEBEN ZU WOLLEN
Tagebuch der Selbstzerstörung und der Hoffnung: Das bewegende Minutenprotokoll 31.01.-02.03.
Vier Wochen tiefe Einblicke in die Seele einer psychisch kranken Frau
Geschichten, die therapieren

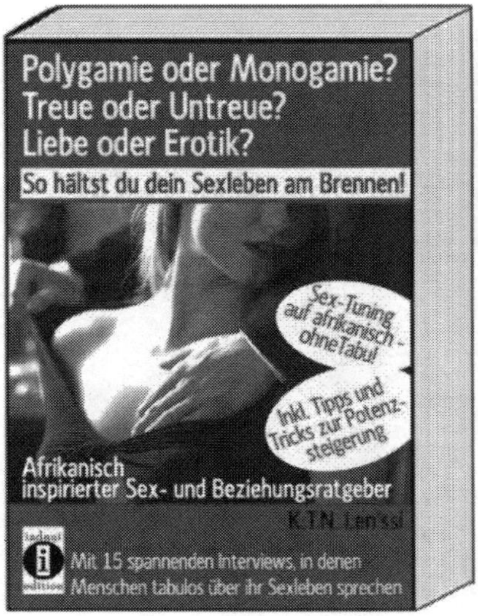
Polygamie oder Monogamie?
Treue oder Untreue?
Liebe oder Erotik?
So hältst du dein Sexleben am Brennen!
Sex-Tuning auf afrikanisch - ohne Tabu!
Inkl. Tipps und Tricks zur Potenzsteigerung
Afrikanisch inspirierter Sex- und Beziehungsratgeber
K.T.N. Len'ssi
Mit 15 spannenden Interviews, in denen Menschen tabulos über ihr Sexleben sprechen

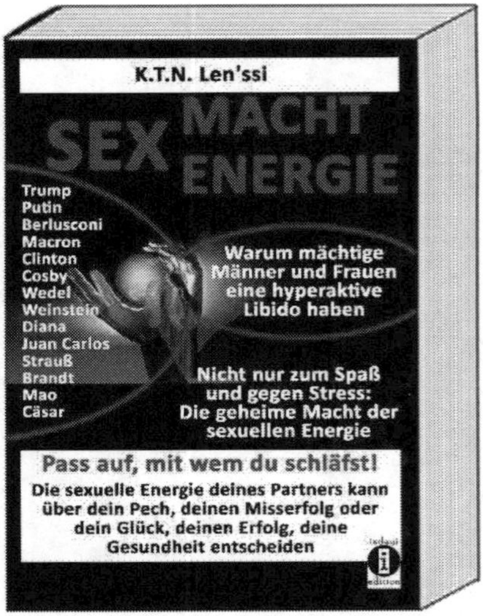
K.T.N. Len'ssi
SEX MACHT ENERGIE
Trump
Putin
Berlusconi
Macron
Clinton
Cosby
Wedel
Weinstein
Diana
Juan Carlos
Strauß
Brandt
Mao
Cäsar
Warum mächtige Männer und Frauen eine hyperaktive Libido haben
Nicht nur zum Spaß und gegen Stress: Die geheime Macht der sexuellen Energie
Pass auf, mit wem du schläfst!
Die sexuelle Energie deines Partners kann über dein Pech, deinen Misserfolg oder dein Glück, deinen Erfolg, deine Gesundheit entscheiden

Made in the USA
Monee, IL
04 November 2026

67386629R00107